ORIGINAL POINT PSYCHOLOGY 沅心理

陈博士说健康

[美] 陈俊旭 著

# 体检做完，然后呢

华龄出版社
HUALING PRESS

北京市版权局著作权合同登记号 图字：01-2025-1056 号

## 图书在版编目（CIP）数据

体检做完，然后呢 /（美）陈俊旭著. -- 北京：华龄出版社，2025. 3. -- ISBN 978-7-5169-2989-6

Ⅰ. R194.3

中国国家版本馆 CIP 数据核字第 2025WA9628 号

| | | | | |
|---|---|---|---|---|
| 策 划 | 颉腾文化 | | | |
| 责任编辑 | 王慧 | | 责任印制 | 李末圻 |
| 书 名 | 体检做完，然后呢 | | | |
| 作 者 | [美]陈俊旭 | | | |
| 出 版 | 华龄出版社 HUALING PRESS | | | |
| 发 行 | | | | |
| 社 址 | 北京市东城区安定门外大街甲 57 号 | | 邮 编 | 100011 |
| 发 行 | （010）58122255 | | 传 真 | （010）84049572 |
| 承 印 | 涿州市京南印刷厂 | | | |
| 版 次 | 2025 年 3 月第 1 版 | | 印 次 | 2025 年 3 月第 1 次印刷 |
| 规 格 | 880mm×1230mm | | 开 本 | 1/32 |
| 印 张 | 6.75 | | 字 数 | 137 千字 |
| 书 号 | ISBN 978-7-5169-2989-6 | | | |
| 定 价 | 59.00 元 | | | |

# 体检做完，然后呢

习医近 30 年来，我一直在思考：人为什么会生病？

长寿村的人和大城市的人，谁比较健康？大城市拥有设备齐全的医学中心、优秀的医疗人才，甚至在医学常识、消费能力、食品卫生、农业科技等各方面，都远远优于长寿村。但老实说，大城市的人真的比较不健康。为什么会这样？主要原因在于大城市的人违反了健康的基本原则，且坊间充斥着各种误区。

## 破除以讹传讹的健康误区

这些年来，我之所以不断写书，就是要宣传正确的健康知识，以及破除以讹传讹的健康误区。

在这个信息爆炸的时代，随便上网或打开电视，就可免费获取大量健康知识，但是正确性如何无人追究，甚至医护人员宣传的观念，也随着医学日新月异，可能被推翻、修正。

追求健康其实很简单，就像学英文一样，只要符合"听、说、读、写"的顺序，任何人都能说得一口流利的英文，但是如果违反这个顺序，就怎么学都学不好。同样的道理，一个人想要健康，就必须遵守一些基本原则，一旦违反，就要付出代价。

## 体检异常≠生病

台湾是我见过的最流行体检的地方，而且96%的成年人检验数值会有异常情况。但是，大多数人拿到检验报告之后，却没有医师来详细解说，顶多只是被告知要清淡饮食、控制体重，或是医生直接就开降血压、降血糖、降胆固醇、降尿酸的药物，让定期服用。

其实，在"体检异常"和"生病吃药"之间，还有很多事可以做，但现今的医疗体系对此没有太多着墨。我写这本书的目的，就是要填充这个空白。

台湾现行的体检流程有两大问题：第一，体检报告未仔细解说，很多人看不懂。第二，对于异常数值，没有积极有效的应对措施。市售体检书籍也不少，但都蜻蜓点水，不够深入，无法满足广大民众的需求。鉴于此，我决定写这本书，并从自然医学的角度，深入剖析体检的12大误区。

本书对于胆固醇、血糖、血压、尿酸、甲状腺等问题的探讨，超越目前主流西医的认知架构，甚至和主流卫教有很大差异，不管你是一般读者还是医疗人员，都请以开放的心态来阅读，保证会有很大的收获。

不管是公开演讲还是写书看诊，我所说过的每一句话都是有根据的，绝不是凭空想象出来的，因为我必须对我的专业负责。从第一本书开始，我就想要在书中重要观念后面注明出处，并在书末附上相关文献，但是基于种种原因一直无法如愿。

# 能治病的就是好医学

自然医学是一门既古老又新颖的医学，欧美几千年来的主流医学，一直都是自然医学，翻阅以前的药典和医学院课程表就可证实，直到19世纪末，主流医学受到化工业的影响而逐渐转型，经过两次世界大战的洗礼、化学制药业的蓬勃发展之后，才演变成当今注重人工药物与手术的医学，已经和传统的欧美医学大相径庭。很多人不知道，现代的主流西医，其实只有100多年的历史，而自然医学才是欧美的传统医学。20世纪初，美国的自然医学因为人工药物与手术的兴起，曾大幅衰落，但20世纪末，因为主流西医对慢病的疗效不明显，又开始受到民众的青睐。

很多人以为自然医学只能通过补充营养品、服用草药，或是调整饮食来改善健康情况，殊不知，美国的自然医学教育要求学生必须经过正规医学院训练，毕业后可考自然医学医师执照，也能诊断与开药。

医学之目的在于救人，因此不分古今中外，只要能治病就是好医学，就有存在的必要。例如，主流西医、中医、自然医学、整脊医学，甚至印度医学，都各有独特的优点，但同时也有不足之处，若能整合运用，相信必能相辅相成。不同医学之间彼此尊重，各取所长，这才是为全民的福祉着想。若是因为专业知识的不同而彼此对立，甚至排斥患者去就诊，可能会阻碍治愈的机会，损害的是全民的健康。

医学浩瀚，出书仓促，若有错误之处，还盼各方贤达指正，以利再版修订。期待在大家的共同努力之下，健康误区能够越来越少，每个人都可以活得又好又久！

# 你也可以和长寿村的人一样健康

本书洞察常见体检的许多误区，并提及许多体检项目的标准值。我要特别提醒读者，书中所列的所有"标准值"，或是"正常范围"，仅供参考。因为不同检验机构、不同仪器、不同检验法，都会有不同的标准值，也就是说，要以检验报告上的参考数值作为判断标准，不能一成不变。另外，关于这些体检项目，世界各国目前采用两套不同标准单位，例如加拿大和美国同样位于北美洲，但两国的体检数值单位就完全不同，举例来说，加拿大的血糖值5.6 mmol/L，等于美国的 100 mg/dL。所以，看到不同国家或地区的检验报告时，也要认清单位，才不会搞错。

体检项目非常庞杂，本书因篇幅有限，无法一一详述，仅列出最常被误解且最需要澄清的误区，以 12 章的篇幅，深入探讨。至于其余常见体检抽血项目，谨以表格呈现在本书附录中，供有需要的人参考。

## 诊断疾病，不能只靠体检

这本书把最应该知道的体检信息都写进来了，最好人手一册，而且 20 岁以上，就需要阅读。因为患病群体日益年轻化，提早阅读，可以提早预防，即使自己尚未出现健康问题，也可帮助家里长辈恢复健康。这本书不是人云亦云之作，其中有许多观念深具前瞻性，大部分对策都简易可行、效果显著，绝不会浪费读者时间。

体检报告出炉之后，一定要搞清楚所有内容，不但要厘清异常数值背后的含义，也要注意正常部分是否接近临界点。我在书中也提到，许多数值正常或异常仅供参考，必须再做进一步确认。如果看体检报告就可以诊断疾病，那医师就没有存在的必要了，靠医检师就可以看病了。

## 把握八大要素，健康好简单

人体是一部精密的机器，要定期体检，尽早发现问题，尽早处理，并避免衍生其他问题。就像汽车一样，要定期保养、检验、维修，就可以使用很久。长寿村的大多数人，并没有上过医学院，他们的医学知识甚至远不如都市人，他们却在"影响健康的五大要素"方面做得很好，例如饮食正确、污染最低、心情愉悦、作息正常、运动适量，并且在空气、阳光、水这"生命三要素"方面都达到最佳条件。换句话说，一个人要健康长寿，必须谨守这"八大要素"。

做对了，健康就很简单；做错了，即使吃药打针，也很难恢复健康，这就是大自然的规律。现代人的慢病越来越多，这是事实，我不是替体检中心做广告，但是定期体检的确很必要，只是千万不要流于形式，体检报告出来之后，一定要积极面对、有效处理。

本书对于常见的体检异常，有明确的处理方针，例如建议服用哪些特殊营养保健品或天然草药，可以改善哪些症状。但在实行该疗法之前，要谨守健康的"八大要素"。在八大要素中"饮食正确"最重要，也就是说，不管任何人，不管任何体检异常，甚至任何疾病，若能按照陈博士饮食基本原则来做，就都可以明显改善。所以，我整理如下，希望读者认真执行。

## 远离慢病风险的 15 个饮食好习惯

| | | |
|---|---|---|
| **①** 少吃加工食品 | **②** 多吃有机食物 | **③** 遵循食物四分法 | **④** 多吃好油、少吃坏油 |
| **⑤** 每周外食不超过两次 | **⑥** 以有机水果当解药 | **⑦** 烹饪以水煮或清蒸为原则 | **⑧** 每天喝现榨蔬果汁 |
| **⑨** 餐前饥饿感 | **⑩** 睡前空腹感 | **⑪** 吃八分饱 | **⑫** 保持肠胃健康 |
| **⑬** 少吃过敏原食物 | **⑭** 补充天然综合维生素 | **⑮** 每天喝2000毫升抗氧化水 | |

# 三分钟自我检测，你属于高风险人群吗？

这本书涵盖最常见的体检误区，如果你有任何体检异常，请直接翻到相关的章节阅读。但如果你没有体检习惯，或是体检报告正常，却有以下症状，那么你也属于高风险人群，请立即检查，并密切注意后续发展情况。

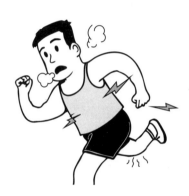

**Q1** 胸闷、胸痛、易喘

- 稍微运动就会上气不接下气
- 手脚麻木、心口痛、头痛
- 口眼歪斜、半身麻痹或曾经脑卒中
- 不喜欢吃蔬菜水果

请阅读第1章，以了解胆固醇问题

## Q2　饭后爱困、常饿得发慌

- 三餐和零食常吃淀粉类食物
- 吃完饭就犯困、想打瞌睡
- 肚子饿时容易发慌、头昏、手脚冰冷、发抖、脾气急躁
- 腰腹有赘肉，容易口渴、饥饿
- 有时大脑很难思考或集中注意力
- 有时会头晕、视力模糊
- 伤口不易愈合、手脚麻木或疼痛
- 排尿频繁、容易水肿、容易疲劳

请阅读第2章，
以了解血糖和
胰岛素问题

## Q3　晚上睡不好、手脚无力

- 头痛、后脑勺或颈部酸痛
- 手脚麻木、水肿
- 失眠、打鼾

请阅读第3章，
以了解血压问题

## Q4　突然起身会眼冒金星

- 月经来时容易头晕
- 运动后或平时心跳很快、呼吸急促、头晕
- 脸色非常苍白、整天懒洋洋
- 常常头晕、记忆力衰退、食欲不振、身体无力
- 身体怕冷、血压低、手脚麻木
- 指甲变凹、口角炎、胸痛、晕厥

请阅读第4章，
以了解贫血问题

## Q5  身体乏力、容易疲劳

- 常熬夜、常喝酒、肥胖
- 食欲不振、腹胀、一直打嗝
- 口苦、恶心、呕吐
- 容易疲劳、体重减轻
- 肝区隐隐作痛、眼白变黄、手掌变黄
- 曾经有过甲、乙、丙型病毒性肝炎，酒精性肝炎或自体免疫性肝炎

请阅读第5、6章，以了解肝指数和脂肪肝问题

## Q6  排尿时疼痛灼热

- 尿液浑浊、泡沫多
- 尿液偏暗褐色
- 排尿时尿道灼热或疼痛
- 小腹胀痛、下背痛

请阅读第7章，以了解尿蛋白和肾脏问题

## Q7  腰酸背痛、容易焦虑

- 腰酸背痛、关节疼痛
- 半夜脚抽筋、睡眠时脚会一直动
- 牙齿松动、牙周病
- 失眠、焦虑、不容易放松
- 身高变矮
- 有大肠癌家族史

请阅读第9章，以了解骨密度和缺钙问题

## Q8 免疫力低、体重上升

- 怕冷、手脚冰冷、体温较低、衣服穿得比别人多、稍微一冷就不舒服
- 头顶颈背或腰腿总是会冷
- 容易感冒、容易便秘
- 皮肤干燥（尤其是脚后跟）
- 经常掉头发
- 思考变慢、反应迟钝、健忘
- 体重上升
- 男性性欲低、女性易流产
- 眉毛后三分之一无毛、有眼袋
- 有经前期综合征

请阅读第 10 章，以了解甲状腺功能低下问题

## Q9 关节红肿、热、痛

- 关节发酸、发热、疼痛、肿大、变形

请阅读第 8 章和第 11 章，以了解尿酸和类风湿关节炎问题

## Q10 有癌症家族史

- 体重下降、疲倦、发烧、伤口不易愈合
- 有不明肿块、不正常出血、排便异常
- 腰酸背痛、小腹疼痛、消化不良
- 久咳、声音沙哑、口腔内有白色区块
- 皮肤有不规则凸起或长毛、吞咽障碍
- 担心自己会罹患癌症

请阅读第 12 章，以了解肿瘤标志物问题

# 目录

第 1 章　怕胆固醇太高，就要少吃肉、蛋、海鲜？

陈博士
小讲堂

# 第 6 章　只有肥胖的人，才会有脂肪肝？

# 第 7 章　混浊尿＝蛋白尿＝肾亏？

## 第8章　尿酸过高，就会有痛风？

## 第9章　多喝牛奶，就可以预防骨质疏松？

陈博士
小讲堂

陈博士
健康进阶班

第 10 章　明明有甲状腺功能低下症状，甲状腺功能检查却正常？

## 第 11 章　得了自体免疫性疾病，终生都无法痊愈？

# 第 12 章  肿瘤标志物异常，就是长了肿瘤？

# 怕胆固醇太高，
# 就要少吃肉、蛋、海鲜？

## 一定要破解的五个胆固醇问题

**问题1** 怕胆固醇太高，就要少吃肉、蛋、海鲜？

年纪不到 30 岁的章小姐，平时工作忙碌，不常运动，身高 168 厘米、体重 46 公斤，日前公司安排了体检，大部分指标都正常，不过胆固醇却高达 280 mg／dL，医师要求她肉、蛋、海鲜都得忌口，还必须开始服用降胆固醇药物，1 天 1 颗，不能间断。她不禁纳闷，自己年轻而且身材苗条，怎么会胆固醇高，而且还要忌口、吃药？

在体检报告中，胆固醇异常十分常见，美国约有 1 亿人胆固醇异常，中国也不少，我曾于 2005 年对某上班族群做调查，有高达 43% 的人总胆固醇超过 200 mg／dL，和美国的发病率差不多。

胆固醇在 1769 年于胆汁中被发现，1815 年化学家欧仁・谢弗勒尔（Eugene Chevreul）因而将它命名为胆固醇。其实胆固醇不止局限在胆汁中，人体每一个细胞都会自行合成胆固醇，因为胆固醇是细胞膜的关键成分，也是维生素 D、肾上腺激素、性腺激素的重要原料。人体必须要有充足的胆固醇，才能维持正常的生理机能，胆固醇可以说是维持生命的必要成分。不过，一般人却误以为胆固醇是坏东西，巴不得它越低越好。

中国人常体检，体检中心和医院遍布各地，不管体检费高低，一定都包含胆固醇这个基本项目。如果总胆固醇大于 200 mg / dL，医师就会警告你："胆固醇太高了！再不控制就会得心脏病、脑卒中，一定要饮食清淡，少吃鸡蛋、海鲜、肉类、内脏等高胆固醇食物！"这个说法，想必大家耳熟能详，但真的正确吗？

## 胆固醇，不一定是"吃"来的

真相是：95% 的胆固醇是由人体合成的，而非从高胆固醇食物直接摄取而来。这是我多年来不厌其烦、一再倡导的观念，但至今多数人对胆固醇仍然一知半解。简单来说，人们以为吃太多高胆固醇食物，会导致体内胆固醇含量增高，这是一个很大的误区！这是几十年前营养界和医学界提出的一个推理，并未经过严谨求证，不过因为很容易懂，所以流传很广。近二三十年来，欧美的许多研究已陆续证实，摄取高胆固醇食物和体内胆固醇含量高，两者之间并没有直接关联。也就是说，吃鸡蛋、海鲜不会使体内胆固醇升高；反之，少吃鸡蛋、海鲜，也不会降低胆固醇。

2011 年 7 月，《英国营养学杂志》（*British Journal of Nutrition*）刊登了一篇关于胆固醇的综合研究文章，题目是"膳食胆固醇：从生理学谈到心血管风险"，这篇文章共引用了 82 篇研究论文，完全佐证了我所倡导的观念。它的摘要是这么说的：

食物中的胆固醇（不管过高还是过低）不会明显地影响血液中胆固醇的数值，这个数值是由许多不同的基因和营养因素所调控，就是这些因素在影响体内胆固醇的吸收和合成。流行病学统计资料显示，食物中的胆固醇和心血管疾病没有关联。

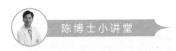
陈博士小讲堂

### 血液中的胆固醇，只有 5% 直接来自食物

胆固醇是维持生命所必需的。试想，如果体内胆固醇是由食物而来，那么经常吃大鱼大肉的人，胆固醇不就会无限飙升？素食主义者，则完全不会吃到胆固醇（因胆固醇只存在动物中，不存在植物中），体内胆固醇骤降，是不是没几个月就会生病，甚至死亡？

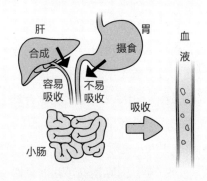
从食物来的胆固醇不易吸收

放心！人体的设计十分奇妙，动物体内的胆固醇主要靠自行合成，只有极少量靠饮食补充，这样不管是吃荤还是吃素，都可以保持胆固醇大致稳定（前提是素食主义者必须吃对）。

西方人每天从食物中摄取 200～300 毫克胆固醇，而人体的肝脏、小肠和其他所有细胞，每天大约合成 1000～3000 毫克的胆固醇。食物中的胆固醇人体无法吸收，必须在肠胃中水解成去酯化胆固醇之后，才能由小肠吸收，因此吸收率很低，再加上食物中的植物甾醇会和肠胃中的胆固醇互相竞争，所以更会降低它的吸收率，最后导致只有极少部分通过食物摄入的胆固醇会进入血液。根据美国考登医师（Lee Cowden, MD）的估计，血液中的胆固醇最多只有 5% 源自食物，95% 是身体自行合成的。

## 问题2　1天到底可以吃几个鸡蛋？

蛋黄的胆固醇含量很高，每个约有 250 毫克，所以很多医师都建议患者少吃鸡蛋。有人说 1 天最多吃 1 个鸡蛋，也有说 3 个的，还有人说 1 天吃 5 个鸡蛋也没事，到底 1 天可以吃几个鸡蛋呢？

早在 1982 年，著名的"费明汉研究"便证实鸡蛋摄取量和心血管疾病无关。1999 年，哈佛大学对 118000 名受试者进行研究，也证实每天吃 1 个鸡蛋不会增加心血管疾病风险。美国的《医师健康调查》，追踪 21327 名受试者长达 20 年，在 2008 年发表结果，证明吃几个鸡蛋和心肌梗死或脑卒中没有关联。（但鸡蛋的烹煮方式影响更大，这部分却少有人纳入研究。）

1993 年，国际期刊《营养代谢与心血管疾病》证实，每周吃 7 个鸡蛋对总胆固醇和低密度脂蛋白胆固醇的影响很小。再举一个实验来看，对健康受试者随机取样发现，他们的胆固醇摄取量差异高达每天 800 毫克，约三四个鸡蛋之多，但是血液中总胆固醇的含量差异却只有 8%。

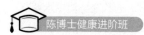

陈博士健康进阶班

**为什么有人每天吃 25 个鸡蛋，胆固醇仍然保持正常？**

关于吃鸡蛋的争议，有个案例可能会更颠覆你原来的想法。1991 年

《新英格兰医学杂志》曾探讨一位 88 岁的老先生，他过去 15 年来每天吃 25 个鸡蛋，但血液中胆固醇含量保持正常。我们可以从调适角度来看这件事。为了保持体内胆固醇含量的恒定，身体会在合成和吸收之间做调整。当从食物中摄取的胆固醇太多时，合成和吸收会下降；而摄取太少时（例如素食主义者），体内胆固醇的合成和吸收会上升。

那么，身体如何知道吃多或吃少呢？这是靠细胞内质网上一种叫作 SREBP 的蛋白质，它可检测细胞内胆固醇的含量，然后到细胞核中，启动基因做两件事：第一是增生细胞膜上的 LDL 受体，好把血液中的 LDL 回收；第二是产生 HMG-CoA 还原酶，以加速胆固醇合成的反应。这个发现相当重要，迈克尔·布朗和约瑟夫·戈尔茨坦因此还获得了 1985 年的诺贝尔奖。人工西药他汀类药物，就是借由抑制 HMG-CoA 还原酶，来达到降低胆固醇的目的。HMG-CoA 还原酶是一种重要的酶，当细胞外的胆固醇太高时，它会感受到，然后降解，使胆固醇合成变少；而当细胞内 ATP（热量的基本单位）太高时，又会借由它来暂停胆固醇的合成。

我不是鼓励大家每天吃 25 个鸡蛋，毕竟每个人的体质不同，有些人因为遗传基因的缘故，具备 apoE、apoA4、apoA1、apoB、apoC3 等基因，比较容易自行合成或吸收食物中的胆固醇，所以血液中胆固醇会偏高，这或许可以解释"先天性高胆固醇血症"的由来。

### 问题3 胆固醇是不是越低越好？

一般医师比较在意"胆固醇过高"问题，很少提到"胆固醇过低"会怎样，导致很多人误以为胆固醇是坏东西，含量越低越好。

其实，"胆固醇越低越好"是个误区，千万不可以有！想想看，既然胆固醇是维持身体机能的重要成分，一旦太低，人体生理运作就会出问题，不但影响健康，甚至还会有生命危险。

这可不是危言耸听！我自己就亲身经历过。1998 年，我在西

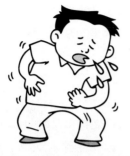
胆固醇过低会导致生理机能无法正常运作、容易感冒、久病不愈

雅图，刚进医学院念书，对自然医学还不了解，开学时我发现身边有三分之二的同学吃素，心想吃素一定有益健康，所以也跟着吃素。可是我吃素的方法并不正确，三餐只吃白米饭配水煮蔬菜，完全没有油、肉或豆类蛋白质，也常吃不饱，没几个月我便感冒了，身体发冷，整个人非常虚弱，并且久久无法痊愈。最后到医学院的教学诊所就医，抽血检验后才发现，我的总胆固醇过低（只有 101 mg/dL），诊所的临床指导教授告诉我，我的胆固醇过低，导致生理机能无法正常运作，感冒当然好不了。

胆固醇是人体的必要成分，而且在人体内含量不可过低。以自然医学的标准来看，总胆固醇数值最好在 150～200 mg/dL 之间，不过，这也仅供参考而已，更重要的是总胆固醇和高密度脂蛋白胆固醇的比值，这部分容后详述。

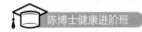
陈博士健康进阶班

**米饭、蔬果、油脂，统统可能变成胆固醇！**

血液中 95% 的胆固醇是身体自行合成而来，那它是用什么原料合成的？

胆固醇的基础原料是一个乙酰辅酶 A 分子和一个乙酰乙酰辅酶 A 分子，两者加起来，水解之后会变成 HMG-CoA，接着还要经过 20 多个步骤，才会形成一个胆固醇分子。其中，乙酰辅酶 A 是体内葡萄糖酵解、氨基酸代谢、脂肪酸代谢的重要产物。大家在中学的生物课上都学过，葡萄糖来自碳水化合物，氨基酸来自蛋白质，脂肪酸则来自脂肪。

谜底揭晓了！原来体内 95% 的胆固醇来自食物中的碳水化合物、蛋白质、脂肪。也就是说，我们吃的米饭、面条、地瓜、蔬菜、水果、鱼、肉、豆、蛋、奶、猪油、牛油、奶油、苦茶油、橄榄油、椰子油、亚麻籽油、鱼油等，统统有可能变成胆固醇，只要条件许可，而且身体有需要，每一个细胞都会自行找原料（乙酰辅酶 A）合成胆固醇。所以，不要再错怪高胆固醇食物（蛋黄、肉、海鲜、内脏）了，因为胆固醇来自所有的食物，详见图 1-1。

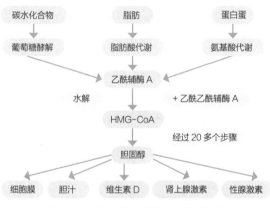

图 1-1　胆固醇的主要来源及合成过程

虽然胆固醇来自所有的食物，但脂肪是重要来源。我在临床上发现，突然吃素的人，总胆固醇会降下来，因为大部分吃素的人都吃错了，脂肪和蛋白质的摄取量会骤减，总热量摄取也会偏低，如此一来，胆固醇的原料会不足，血液中胆固醇就会一直下降。对胆固醇很高的人来说，这样吃会觉得清爽，但对本来就正常的人来说，胆固醇降到太低，身体可能会出问题，就像我在 1998 年吃素的后果一样。所以说，吃素的人不要忽视脂肪和蛋白质的摄取量。

问题4 胆固醇越高，越容易患心脑血管疾病？

当体检报告的胆固醇数值太高，多数人都会急着把它降下来。先不要太紧张，我在《吃错了，当然会生病》一书中曾提过：胆固醇高不一定是坏事，还要看是哪一种胆固醇。

如果是好的胆固醇（高密度脂蛋白胆固醇，HDL-c），当然是多一点好，但如果是坏的胆固醇（低密度脂蛋白胆固醇，LDL-c），就不可以过高。总之，不必太担心总胆固醇的数值，比值才重要。总胆固醇（TC）与高密度脂蛋白胆固醇（HDL-c）的比值，若＞5，就有心脑血管疾病的风险；若＜3，就属于安全范围，请见表1-1。

表1-1　以胆固醇比值预测心脑血管疾病的风险

| 胆固醇比值（TC/HDL-c） | 心脑血管疾病的风险等级 |
| --- | --- |
| ＞5 | 危险 |
| ＜3 | 安全 |

### 用CRP预测心脑血管疾病风险

用总胆固醇或低密度脂蛋白胆固醇来预测心脑血管疾病的发作风险，还不够精准。有一个更精准的指标，叫作C反应球蛋白（C-Reactive Protein，CRP）。正常人的CRP应该为零，数字越高，表示发病的概率越高，因为CRP是人体最具代表性的发炎指标。

身体在发炎时，巨噬细胞或脂肪细胞就会刺激肝脏制造CRP，所以一旦发现CRP偏高，就表示体内正在发炎。心脑血管疾病都是血管发炎所引起的，所以可以用CRP来预测。

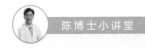

## 都是氧化惹的祸

胆固醇过高会不会提高罹患心血管疾病的风险？其实，胆固醇是否过高，不是很重要，重要的是胆固醇有没有被氧化。我一再强调，胆固醇是维持生命的必需成分，但这里指的是好胆固醇（HDL-c），当然是多多益善。如果是坏胆固醇（LDL-c），那就不能太多了，因为它容易被氧化，堆积到动脉管壁上，形成硬化斑块，最后可能产生血栓，导致心肌梗死或脑栓塞。

除了包覆在 LDL 中的胆固醇会被氧化之外，食物中的胆固醇也可能因为高温烹调而氧化，在加工过程中氧化，因放太久不新鲜而氧化，甚至连植物油中的植物甾醇也会因为油炸而氧化。真相越来越清楚了，罪魁祸首不是食物中的胆固醇含量，而是有没有被氧化。不管是从动物中摄取的胆固醇还是从植物中摄取的植物甾醇，只要被氧化，就有可能对人体造成伤害，科学界统称之为氧化固醇。

研究证实，氧化固醇和动脉粥样硬化、癌症、视网膜黄斑病变，甚至阿尔茨海默病都有关系。

数以万计的研究都在探讨胆固醇问题，却很少考虑食材的氧化问题。蒸蛋和煎蛋，对好胆固醇和坏胆固醇的影响，是否不同？如果吃下水煮蛋，同时也吃下煎

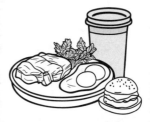

常常吃煎鱼、炸排骨、汉堡等煎、油炸物，体内的坏胆固醇会不断上升

鱼、炸排骨、汉堡、薯条等油炸物，或是压力大、睡眠不足，

第1章　怕胆固醇太高，就要少吃肉、蛋、海鲜？　　**009**

导致体内的自由基太多，体内坏胆固醇的含量会不会也跟着增加？答案是肯定的，这一点却被大多数人疏忽。简单说，氧化会造成食物质变、细胞凋亡、组织发炎、解毒功能衰退、器官癌化、人体老化等。总之，氧化是万病之源。

陈博士
聊天室

## 以讹传讹，胆固醇上了黑名单

早在 100 多年前，病理学家就从人体解剖中发现动脉硬化斑块中含有胆固醇，便开始怀疑胆固醇是造成动脉硬化的罪魁祸首。20 世纪 10 年代，俄国科学家做了一个实验，他们给兔子喂食胆固醇结晶，结果真的造成动脉硬化。这个实验影响深远，让大家以为胆固醇是坏东西，少吃为妙。但这个实验违反了自然规律，因为兔子是吃草的，饮食中绝对不会出现胆固醇，你喂它吃胆固醇结晶，它要如何应对？如何调控？这样的结论完全不能相信，但是"高胆固醇导致动脉硬化"的假说，却因此开始被医学界广为接受。

1953 年，美国的吉斯博士（Ancel Keys, PhD）发表了一项有名的"七国研究"，证实饱和脂肪吃得越多，罹患心血管疾病之后的死亡率越高。不过，这个研究也有很大的瑕疵，因为他从 22 个国家的数据中，只挑出有关联的 7 个国家的数据来发表，隐藏其他 15 国的数据。这种报告当然没有公信力，连美国心脏协会在 1957 年都公开批判，否定饱和脂肪和心血管疾病之间的关系。

不过，到了 1961 年，美国心脏协会的立场突然有 180 度的转变，开始和吉斯博士的论调一致。这 5 年内有任何重要的客观研究发表吗？没有。唯一的新鲜事是，美国心脏协会更换了几位成员，而且补上了吉斯博士。这背后是不是有什么看不见的力量，值得细查。无论如何，从此美国心脏协会就开始支持"饱和脂肪导致高胆固醇，高胆固醇导致动脉硬化"的假说。

1984 年，美国《时代》杂志发表文章，支持美国心脏协会的立场。这一期的封面和专文影响了全球，人们开始对饮食中胆固醇和饱和脂肪产生负面的看法。

同样在 1984 年，有一篇研究文章证实，血液中胆固醇过高确实与心脏病有关，但那是氧化的胆固醇在伤害身体，如果是未氧化的胆固醇偏高，不但不会给身体带来麻烦，而且还有保护性。很可惜，这篇文章并不被重视，"胆固醇如何被氧化"这个议题至今还是很少有人注意，而我认为这才是重中之重。

## 问题5 胆固醇过高，身体出了什么问题？

虽然我们一直强调，胆固醇高一点没关系，重要的是 TC/HDL-c 比值要安全。但是，如果胆固醇太高了，应该也不好吧！那么，到底多少才算太高呢？从自然医学的观点来看，总胆固醇如果在 150～200 mg/dL 之间，TC/HDL-c 比值＜3，就不会有罹患心血管疾病的风险。总胆固醇在 200～300 mg/dL 之间，就要开始注意，但也不必太紧张：如果比值＜3，还不一定要降胆固醇；如果比值＞3 那就要开始实施抗氧化疗法加降胆固醇疗法（请见本章第 3 节）。当总胆固醇在 300～400 mg/dL 之间时，就应该考虑降胆固醇；总胆固醇＞400 mg/dL 那就不用多说，器官一定有病变，不但要降胆固醇，更要赶快查出到底是哪里出了问题。

大家不要误会我认为胆固醇太高没关系，从上面的判断基准可知，胆固醇过高，虽然不一定和心血管疾病有关，却可能和其他疾病有关。因为人体的运作很复杂，牵一发而动全身，它会尽量趋于恒定，但是当某些器官出现问题时，胆固醇的恒定状态就会被破坏；器官病变越严重，胆固醇数值就越离谱。

由此可知，胆固醇太高是身体失衡的一个警报。只是大多数医师一看到胆固醇过高，二话不说，马上开降胆固醇药物；这就好像警报器响了，马上把它关掉，真正的问题并没有解决。我们应该仔细探讨，为什么胆固醇会这么高，然后找出潜在病因，把它治愈，而不是依靠降胆固醇的西药来粉饰太平，况且这类药物还有不少副作用，一旦衍生并发症，就会越来越麻烦。

 陈博士小讲堂

### 200 mg/dL 不是胆固醇的死线

总胆固醇的正常上限，因不同的研究报告而有不同结果，弗雷德里克森（Frederickson）和海斯（Heiss）所统计的正常胆固醇上限，就比美国政府所建议的正常值宽松许多，请见表 1-2。

表 1-2　临床上美国人的总胆固醇正常上限

|  | 10～19岁 | 20～29岁 | 30～39岁 | 40～49岁 | 50～59岁 |
|---|---|---|---|---|---|
| 弗雷德里克森研究 | 230 | 240 | 270 | 310 | 330 |

| | 10～19岁 | 20～29岁 | 30～39岁 | 40～49岁 | 50～59岁 |
|---|---|---|---|---|---|
| 海斯研究（男） | 200 | 234 | 267 | 275 | 276 |
| 海斯研究（女） | 200 | 222 | 251 | 267 | 296 |
| 美国国家胆固醇教育计划，1987年 | 200 | 200 | 200 | 200 | 200 |

很多证据显示，总胆固醇的正常上限设在 200 mg/dL 是不合理的，原因有两个：第一，很多人的总胆固醇数值超过 200 mg/dL，但身体还是很健康（前提是 TC/HDL-c 比值要＜3）。第二，总胆固醇根本不是预测心脑血管疾病的最佳工具。

根据美国统计，在心肌梗死和脑栓塞的患者中，有一半以上的人总胆固醇数值＜200 mg/dL，也就是在所谓的"正常值"之内。所以，千万不要拿总胆固醇来预测心血管疾病，而是要用 TC/HDL-c 比值和 CRP 来预测。

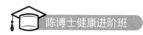
陈博士健康进阶班

### 胆固醇为什么会太高？

既然人体中的胆固醇会趋于恒定，为什么总胆固醇会超标呢？除了基因遗传之外，总胆固醇过高的病因很多，其中又以甲状腺、肾上腺激素和肝脏功能问题最为常见。以下是几个可能原因，同步见图 1-2。

❶ 甲状腺功能低下：如果总胆固醇、甘油三酯（TG）、促甲状腺激素（TSH）三者都偏高，可能是甲状腺功能低下（以下简称甲低）。在胆固醇偏高的患者中，由甲低所引起的约占 10%，这些人如果服用天然甲状腺素，胆固醇高的问题立即迎刃而解，若是服用降胆固醇的西药，反而徒劳无功。

❷ 肾上腺功能衰退：总胆固醇、TG 偏高、血钾偏低，可能是肾上腺功能衰退。压力大时，肾上腺激素会分泌，促使血脂（包括胆固醇和 TG）的浓度增加。

❸ 脑垂体功能低下：如果总胆固醇偏高（＞220 mg/dL）、TSH 偏低（＜2 mIU/L），很有可能是脑垂体功能低下。如果加上 TG 偏高（＞110 mg/dL），很有可能是脑垂体功能低下，引起继发性甲低。

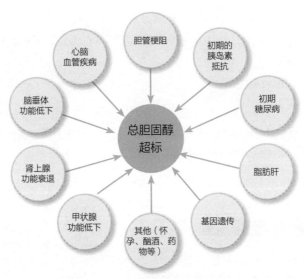

图 1-2　造成总胆固醇超标的原因

❹ 心脑血管疾病：如果 TG 数值高于总胆固醇，而且 TC/HDL-c＞4，那可能有动脉粥样硬化，属于心肌梗死、脑栓塞的高危因素。如果加上尿酸偏高（＞5.9 mmol/24h）、血小板偏高（＞385×10⁹/L）、同型半胱氨酸偏高，那极可能有动脉粥样硬化。

❺ 胆管梗阻：胆固醇偏高（＞220 mg/dL）可能是胆管梗阻（biliary stasis）唯一的血液检查异常数值，其他的抽血检验如 γ–谷氨酰转肽酶（GGT）、肝指数（ALT 或称 sGPT）、胆红素可能都会正常。如果 GGT＞30 U/L、ALT（sGPT）＞30 U/L、胆红素＞1.2 mg/dL，那就肯定有胆管梗阻。不过，如果胆囊有问题，会使胆汁（内含胆固醇）不能有效排到小肠，或是晚期的脂肪肝，肝脏无法充分地合成胆固醇，这两种情况反而会让胆固醇下降，例如小于 180 mg/dL，看起来以为正常。

❻ 初期的胰岛素抵抗：胰岛素抵抗是腰腹脂肪对胰岛素不敏感，导致胰脏的胰岛 B 细胞持续分泌胰岛素，最后衰竭而形成糖尿病，可说是糖尿病的潜伏期征兆。胰岛素抵抗和初期糖尿病都会促进胆固醇和 TG 的分泌。

❼ 初期糖尿病：初期糖尿病的血脂常会升高，其中的 TG 通常高于总胆固醇。这是因为精制淀粉吃太多，血糖上升，肝脏会将多余血糖转换成 TG，也会让脂肪酸从脂肪细胞中释出（脂肪酸会变成 TG），因此血液中的 TG 过多，超过身体可以清除的速度，导致 TG 数值升高。

❽ 脂肪肝：如果总胆固醇偏高（＞220 mg/dL）、TC/HDL-c＞4、TG 偏高（＞110 mg/dL），有可能是初期脂肪肝。如果加上 ALT(sGPT) 偏低（＜10 U/L），表示有肝脏淤堵的现象。肝脏淤堵是自然医学独有的专有名词，属于肝脏在病变之前的一个功能异常的现象。脂肪肝、肝脏淤堵、胰岛素抵抗、高血压、代谢症候群、2 型糖尿病，彼此之间有密切关联，会互相影响。

❾ 基因遗传：0.2% 的人有家族性高胆固醇血症。

⑩ **其他**：怀孕、酗酒、某些癌症、肾病、紫癜、某些贫血、口服避孕药、服用类固醇药物、使用利尿剂、胆管梗阻等。

血液中胆固醇的浓度常有高低起伏，一天之内的差距可高达8%，当天和隔天甚至有 10%～15% 的差距。站立与躺下抽血，两者可差 10% 之多，不同的身体状态和不同仪器所测出来的数值也不同。所以，检测胆固醇一定要到同一家医院、用同一台仪器、在同一个时段、以同一个姿势，否则很难准确判断。虽说影响血中胆固醇数值的因素还不少，但令人惊讶的是，研究发现，吃下去的食物并不会立即对血液中的胆固醇有影响。

饮食与胆固醇并非全然没有关系，毕竟身体合成胆固醇最关键的原料就是"脂肪"，而氧化的脂肪酸（例如，油煎与油炸食物中的氧化油）含自由基，会让胆固醇氧化，形成坏胆固醇。总的来说，当总胆固醇超标时，我们应该先了解甲状腺功能、肾上腺激素、肝脏功能、肾脏功能等是否存在问题，同时注意脂肪的摄取量，尤其要避免煎炸的食物。

### 胆固醇为什么会太低？

胆固醇过高要注意，胆固醇太低当然也要注意，导致胆固醇过低的常见原因，有以下几种：

❶ 脂肪摄取不足：人体虽然会自行合成胆固醇，但当原料缺乏，尤其是饮食中的脂肪含量太少时，胆固醇的合成量自然也会跟着降低。

❷ 肝脏疾病：身体 20%～25% 的胆固醇由肝脏制造，若肝发炎、硬化，胆固醇的合成量就会不足。

❸ 贫血：除了巨幼细胞性贫血会使胆固醇升高，其他类型的贫血都会使胆固醇偏低。

❹ 其他疾病：如甲状腺亢进、忧郁症、癌症等疾病，都会让胆固醇偏低。

# 不可不知的三个胆固醇新观念

胆固醇是无辜的，关键在于"脂蛋白"有没有氧化！

胆固醇是脂溶性的，它不溶于水，因此无法在血液中自由行动。那么，肝脏制造出来的胆固醇，要如何送达身体的末梢呢？很简单，它必须"搭公交车"！脂蛋白就是载送胆固醇的"公交车"[①]，其中低密度脂蛋白（LDL）负责把胆固醇从肝脏带到血管，高密度脂蛋白（HDL）则负责把胆固醇从血管带回肝脏。

低密度脂蛋白所载送的胆固醇就叫作LDL-c（低密度脂蛋白胆固醇），也就是俗称的坏胆固醇；高密度脂蛋白所载送的胆固醇叫作

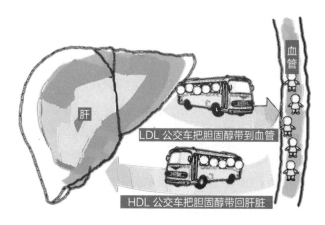

LDL 和 HDL 的功能

---

① 生理学上，脂蛋白根据大小密度不同可区分为乳糜微粒（chylomicron）、极低密度脂蛋白（VLDL）、低密度脂蛋白（LDL）与高密度脂蛋白（HDL）等，但为避免复杂，本书只提最具代表性的 LDL 和 HDL。

HDL-c（高密度脂蛋白胆固醇），俗称为好胆固醇。严格来说，胆固醇并无好坏之分，而是当它搭上 LDL 这辆公交车，到达血管后，就有可能被氧化，变成硬化斑块的一部分，日后可能形成血栓，甚至引发心肌梗死或脑栓塞。

所以，胆固醇本身是无辜的，关键在于包覆胆固醇的脂蛋白！LDL 是坏的脂蛋白，因为它容易被氧化，所以我们可以用健康饮食、良好的生活习惯、食用天然营养品等方式来避免 LDL 被氧化，达到保护心血管的目的。

### 新观念2 每天吃3个鸡蛋，竟然可以降低坏胆固醇！

既然 LDL-c 是坏胆固醇，我们为什么不干脆用 LDL-c 的数值来预测罹患心脑血管疾病的风险？有两个原因：第一，检验报告上的 LDL-c 数值通常是推算出来的，而不是测试出来的；第二，也是最重要的原因是，LDL-c 并非全是坏胆固醇，里面也有好坏之分。看到这里，读者是不是觉得被我搞糊涂了，之前不是说LDL-c 是坏胆固醇吗，怎么现在又分好坏了？

因为 LDL 这种脂蛋白并非单一尺寸，它有不同的大小和密度，只有最小、最致密的 LDL 才会被氧化，尺寸大一点的 LDL 不太会被氧化，性质和 HDL 蛮类似的。真正的坏胆固醇是最小、最致密的那种 LDL，至于比较大的 LDL，和 HDL 一样，也属于好的脂蛋白，其中的胆固醇不容易被氧化。各种脂蛋白的内含物比例详见图 1-3。

美国加州大学旧金山医分校的克劳斯医师（Ronald Krauss, MD）证实少吃饱和脂肪、多吃碳水化合物，会增加这种最小的LDL、减少较大的 LDL 以及 HDL。这项研究非常颠覆传统，也就是说，如果你遵守美国心脏协会的建议，多吃淀粉、少吃饱和脂肪，反而会增加真正的坏胆固醇、减少真正的好胆固醇。科学界也越来越清楚，精制淀粉（如甜品、米饭、面条、面包、含糖饮料）才是糖尿病和心血管疾病的共同杀手，我们不要再错怪脂肪了，好油对身体反而有保护作用。

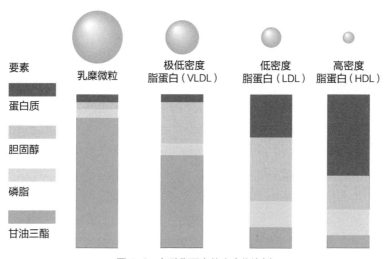

图 1-3　各种脂蛋白的内含物比例

此外，美国康涅狄格大学的研究也证实，每天吃 3 个鸡蛋，连续 12 周，可以减少最小、最致密的 LDL（真正的坏胆固醇）达 18%。换句话说，1 天吃 3 个鸡蛋，会降低罹患心血管疾病的风险。

我个人认为，如果再注意鸡蛋和所有食物的烹调温度、摄取足够的新鲜蔬果和抗氧化水、保证充足睡眠与适度运动（以降低氧化压力），每天吃 5 个鸡蛋也无妨。

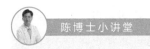

### 脂肪对胆固醇的影响

HDL 和 LDL 之间的平衡，会受到体形、药物、饮食，以及其他因素的多重影响。

例如，肥胖的人容易有胆固醇的问题。加拿大科学家发现，脂肪细胞所分泌的抵抗素，会使肝脏产生更多的 LDL，以致肝脏不能很好地清除血液中的胆固醇。抵抗素也会加速 LDL 在动脉血管壁的囤积，增加罹患心脑血管疾病的风险，还会减弱降胆固醇药物的疗效。

有研究显示，饱和脂肪（例如猪油、牛油、奶油），会增加血液中的 LDL、HDL、TC，因此传统上主张要少吃饱和脂肪。这样的建议还是以偏概全，如果我们从克劳斯医师的角度来看，饱和脂对身体反而有好处，因为它会增加真正的好胆固醇，减少真正的坏胆固醇（最致密的 LDL）。这样看来，关于饱和脂肪好坏的争辩，还有一段很长的路要走。

至于不饱和脂肪，研究发现，植物油中的单不饱和脂肪（例如苦茶油、橄榄油）和多元不饱和脂肪（例如亚麻籽油、鱼油），会降低 LDL 和 TC，增加 HDL。只要不饱和脂肪够新鲜，不要储存太久、在冒烟点之下烹调，对胆固醇是有正面影响的。不过还是要提醒一下，不管是哪一种脂肪，只要氧化了（高温烹调或久置产生油耗味），都会变成坏油，吃进肚子里面，都会产生坏的胆固醇。

**新观念3** 降胆固醇药物吃多了，小心副作用"心脏病"上身！

很多人发现自己的总胆固醇已超过 200 mg/dL，就会考虑吃药来控制。目前用来降低胆固醇的药物，最常见的是他汀类药物，这种成分可抑制 HMG-CoA 还原酶的活性，因此可抑制胆固醇在体内的合成，它最早被发现于红曲中，后来药厂以人工合成的方式制成西药，并申请专利。值得注意的是，他汀类药物虽然能降胆固醇，但降低的不止是总胆固醇，连好的胆固醇也会跟着下降，倘若长期服用，还可能产生许多副作用，其中一个竟是"心脏病"。这实在是非常讽刺，我们控制胆固醇，不就是为了预防心脏病或脑卒中？但是降胆固醇的西药，副作用竟然包括了心脏病？

事实上，他汀类药物的副作用不止这项，还包括肠胃不适、皮肤起疹子、失眠，甚至肌肉病变、肝脏毒性、肾衰竭、记忆衰退、智力下降、抑郁等，美国食品药品监督管理局（FDA）也因此于2012 年再次发出警示。最主要的原因，就是它所抑制的"HMG-CoA 还原酶"身兼二职，在合成胆固醇和合成辅酶 Q10（CoQ10）这两条生化途径上，都扮演着决定性的角色。辅酶 Q10 是细胞线粒体非常重要的能量来源，吃下他汀类药物之后，胆固醇的确会下降，但辅酶 Q10 的浓度也会跟着下降，导致细胞内能量来源不足，接着引来一堆麻烦事，例如觉得疲倦、肌肉酸痛、心脏乏力、肝指数升高等。更何况胆固醇还是细胞膜和体内多种激素的重要原料，如果不管三七二十一，硬是把它降下来，会引起全身各大系统的失衡。

综合以上原因，我通常不建议使用人工西药来降胆固醇，而是优先选用无副作用的天然药物，例如纳豆激酶。更何况，胆固醇过高可能另有潜在原因，例如甲状腺、肝胆有问题，应该针对源头来治疗，才能避免衍生更多问题。如果 TC/HDL-c 的比值＞3，表示好的胆固醇偏低，这种情况就要改善饮食、禁吃坏油、多吃好油、多吃抗氧化物（维生素 C 或新鲜蔬果）、多喝抗氧化水、睡眠充足，胆固醇就会渐趋正常。（请见本章第 3 节）

# 简单又有效的八个降胆固醇妙招

### 妙招1 纳豆激酶，可同时溶解血栓、调整胆固醇

既然使用他汀类药物来降低胆固醇，会有不少副作用，如果有天然药物可以达到相同、甚至更好的效果，而且没有副作用，我们是不是该先用天然药物呢？这正是自然医学医师开药时的基本思考。在美国加州和华盛顿州的自然医学医师执照赋予我开西药的权力，但我行医十多年来没有开过一次他汀类药物，而是用纳豆激酶加少许红曲，来达到溶血栓和调理胆固醇的效果，不但快速、安全，而且几乎全部都有效。

纳豆激酶不仅可以降低总胆固醇和坏胆固醇，提升好胆固醇，更重要的是，它具有很棒的溶血栓效果。为什么溶血栓对有胆固醇问题的人很重要？因为坏胆固醇会堆积在动脉管壁，变成硬化斑块，进而形成血栓而堵塞血管。所以，对于高风险人群，或是患有心肌梗死或脑卒中的患者，当务之急，就是要积极把血栓溶解。一般西医用抗凝血药物来溶解血栓，然而这类人工西药对身体是有副作用的。

最近 20 年来，纳豆激酶已成为溶血栓的最佳药物，而且相当安全。在人体实验发现，纳豆激酶在直接溶解血栓的同时，还能

间接启动人体自身的溶解血栓能力。而且，纳豆激酶只溶解血栓的纤维蛋白，不会溶解血浆的纤维蛋白原，因此不会引发出血的危险，这是人工溶血栓处方药物所欠缺的优点。对于已经有血栓的人，纳豆激酶可以发挥治疗效果，对于健康的人，它也能预防血栓的发生，因为健康人的血管内皮细胞，会产生一种溶解血栓的前尿激活酶，纳豆激酶可以活化它的作用。此外，纳豆激酶还有明显的降血压和抑制血小板凝结的作用。

人工溶血栓药物在体内只有 4～12 分钟的效用，但纳豆激酶的效力可长达 8～12 小时。总之，纳豆激酶和溶血栓西药比起来，成本低、口服效果好、溶栓活性高、作用时间长且更安全，是非常完美的溶血栓药物替代品。

以上内容都围绕溶血栓展开，因为这是预防心血管疾病最急迫的工作。至于降胆固醇，纳豆激酶也有效果，但单用见效较慢，约 6 个月才能见效。若搭配红曲萃取物，第 1 个月就有明显效果，可降低总胆固醇 25%、坏胆固醇（LDL-c）41%、TC/HDL-c 比值 29.5%、甘油三酯 15%，而且提高好胆固醇（HDL-c）7.5%。不过，要特别注意红曲的选用，如果制程中受到黄曲霉素或橘霉素的污染，那就会产生肝肾毒性，必须请厂商提出检验报告，证明安全后才能放心食用。

 陈博士小讲堂

### 纳豆激酶怎么吃最有效？

纳豆激酶虽有疗效，但它不是药，而是纳豆菌在分解大豆时所分泌出来的天然物质。那么，直接吃纳豆有效吗？答案是肯定的，但有两点要注意。第一，纳豆不可冻过，因为纳豆激酶在冷冻之后效果会打折扣；中国台湾和美国的市售纳豆都放在冷冻柜里，这点就很可惜，日本通常放在冷藏柜里。第二，剂量要够，一天约需2000FU才有效，差不多是市售一盒纳豆的量（200克）。如果嫌每天吃一盒纳豆很麻烦，也可选择萃取而成的纳豆激酶保健品。

纳豆激酶的最佳服用时间为每晚睡前，吃下去2小时后开始发挥溶血栓作用，并能持续8～12小时之久。清晨2～4点正是人体新陈代谢和血流最慢的时间，加上三更半夜气温低容易造成血管收缩，所以由血栓所导致的心肌梗死或脑卒中多发于凌晨，因此睡前服用是最佳时机，在熟睡时发挥作用，在最危险的时刻提供最佳保护效果。每晚睡前吃一颗（约2000FU），如患有心脑血管疾病，需要积极溶血栓，可于早上再加一颗。

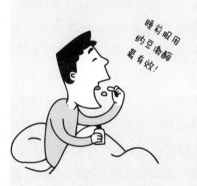

睡前服用纳豆激酶最有效！

**妙招2** 针对寒、热体质，补充大蒜、山楂

除了纳豆激酶，大蒜与山楂也是调节胆固醇的好帮手，不过选择时要注意体质，寒性体质适合吃大蒜，而热性体质可用山楂，纳豆激酶则任何体质都适用。

大蒜的好处不胜枚举，例如增强免疫力、预防感冒、避免感染、调节血糖、控制念珠菌、抑制肠道坏菌、调理肠胃等。在心血管疾病方面，大蒜有全方位的明显效果，例如避免血栓形成、降血压、减少血小板凝结、减少硬化斑块，甚至可逆转动脉粥样硬化。2012年，有一个大规模、双盲的统计分析，证实大蒜在降低胆固醇和甘油三酯方面，有相当显著的效果。

数千年来，山楂被中医用来"消肉积"，《本草纲目》提到"凡脾弱食物不克化……于每食后嚼二三枚，绝佳。但不可多用，恐反克伐也。"现代药理学则发现，山楂可增加胃蛋白酶的分泌，也含降脂酶，所以吃太多肉类而消化不良时，嚼食新鲜山楂或喝山楂茶，可促进肉类食物中蛋白质和脂肪的消化吸收。

不过，中医向来只用山楂的果实，但欧美的传统医学则是使用山楂果实、花、叶，适应范围主要在心脏循环系统。许多研究证实，山楂的萃取或浸膏，能有效降总胆固醇、降甘油三酯、降血压、增加冠状动脉血流量，其中有效成分很可能来自山楂中的天然黄酮。

不论用于促进消化还是血液循环，山楂最适合的对象是体质壮硕、面红音亮的"实症"患者，若是身体虚寒、常拉肚子的人，则不适宜。正如《得配本草》所说："气虚便溏，脾虚不食，二者禁用。"

总之，大蒜和山楂虽然都能降血脂，但因为属性不同，一热一寒、一补一消，适用的对象则完全相反，读者要明辨自己的症状与体质，正确运用。


**妙招3** 卵磷脂可抑制胆固醇吸收

关于卵磷脂能否降低血中胆固醇，目前虽然还是众说纷纭，但美国堪萨斯州立大学于2001年已证实：蛋黄里的卵磷脂可有效抑制蛋黄里的胆固醇被身体吸收。蛋黄里卵磷脂占了 30% 之多，因此蛋黄里面的胆固醇虽多，却不易被肠道吸收。这也可以解释为何许多研究发现，每天吃几个鸡蛋与血中胆固醇含量无关。

卵磷脂除了可以抑制胆固醇吸收之外，还有很多好处，例如改善青春痘、肝脏功能，以及神经精神疾病，像是瑞氏综合征、阿尔茨海默病、双相情感障碍等。所以，不必太在意一天到底可以吃几个鸡蛋，反倒是要注意烹调温度，例如水煮蛋、蒸蛋、蛋花汤是很安全的，若是煎蛋、炒蛋、蛋黄酥、蛋粉，可能有氧化之虞，就比较不好。此外，鸡蛋的蛋白质优于肉类、鱼类和奶类，是很好的蛋白质来源，如果因为担心胆固醇高而不吃蛋黄，实在可惜。

### 妙招4 多吃蔬果和坚果，补充膳食纤维和植物甾醇

若要从饮食来调节胆固醇，最简单的方法就是多吃蔬菜水果与坚果。因为从食物所摄取的胆固醇，以及肝脏分泌的胆固醇，都会到达小肠被吸收利用，而蔬果和坚果富含膳食纤维和植物甾醇，能减少胆固醇被小肠吸收，达到降低血中胆固醇的效果。

膳食纤维可以在肠道中吸附胆汁，以减少胆汁被肠壁回收，胆汁中含有胆固醇，借此以间接降低血中胆固醇含量。膳食纤维也可使粪便成形、促进肠胃蠕动、改善便秘、调节血糖、改善肠道菌丛生态、通过发酵产生短链脂肪酸以减少直肠癌风险等。膳食纤维不会吸附维生素与矿物质，所以不影响这些营养素的吸收。

植物中不含胆固醇，而含有"固醇"，构造和动物中的胆固醇类似，但不被动物肠道吸收，而且在动物肠道中可和胆固醇互相竞争，以减少胆固醇被肠道吸收，因此多吃富含植物甾醇的食物可以降低血中胆固醇含量。2009 年，《营养期刊》(*Journal of Nutrition*)

的调查显示，每天平均摄取 2.15 克的植物甾醇，可以降低 LDL 达 8.8% 之多。除此之外，植物甾醇还可以抑制肺癌、胃癌、卵巢癌、乳腺癌。植物甾醇广泛存在于未精制的植物油

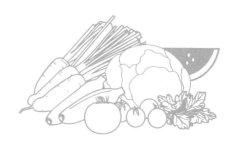

多吃蔬菜、水果与坚果，可降低坏胆固醇含量

中，坚果类含量都很丰富。五谷杂粮、蔬菜、水果、莓类虽然含量较低，但因为摄取量大，也是很重要的来源。

有一点要特别注意，植物甾醇虽然很好，但千万不要在储存、烹饪过程中氧化，否则对身体反而不好。华人习惯以大火来煎、炒、炸蔬果杂粮，虽然可以增加食物的风味，但会破坏里面的营养，植物甾醇和维生素 C 首当其冲，这时吃不到营养，反而吃到毒素了！华人素食主义者的好胆固醇比较低、甘油三酯偏高、血管比较硬化，这就是原因之一。

### 妙招5 多吃好油、少吃坏油

谈到油，那就是重点中的重点了！油有好坏之分，好油有益健康，坏油残害身体，很可惜，大多数人都在吃坏油而浑然不知。我从 2007 年就在《吃错了，当然会生病》中揭露 "90% 以上的华人都在吃坏油"，并点名氢化油（含反式脂肪）、氧化油、精制油、发霉油、地沟油、棉花籽油等存在的问题。这几年来，随着中国大陆的地沟油事件和台湾的大统假油事件陆续被揭发，更证实了坏油充斥的严重性。除了黑心油泛滥之外，食品法规允许反式脂肪的存在，餐馆小贩反复使用严重氧化裂解的老油锅，以及人们

的不良烹饪习惯，导致今天90%以上的华人还是在吃坏油。

所以说，多吃好油、少吃坏油，是正确饮食的第一步。在所有的坏油当中，以氢化油与氧化油对胆固醇的影响最大。很多人以为多吃饱和脂肪会使体内坏胆固醇增多，但实验证明，吃氢化油比吃饱和脂肪会更降低好胆固醇含量，以及降低血管功能。

读完本章，你应该已经了解，油脂摄取的多少和体内胆固醇的高低有关。但更重要的是，摄取的食物有没有氧化。氧化才是导致体内坏胆固醇升高的罪魁祸首。不管你用什么油烹饪，只要高温，超过冒烟点，把食材煎、炒、炸之后，不但油脂氧化，连食材也氧化了，就会加速体内坏胆固醇的产生，堆积在血管壁，埋下心血管疾病的祸因。从这个角度来看，人们的烹饪习惯有很大的改善空间，食用油必须在冒烟点之下烹调，所有的食材必须新鲜，尽量以水煮、清蒸、凉拌为主，回避煎、炸、炒、烧、烤，若不小心吃到氧化食物，赶紧吃解药。

除了避开坏油之外，还必须多吃好油。单元不饱和脂肪（如橄榄油、苦茶油）和多元不饱和脂肪（如亚麻籽油、鱼油）是好油，可以升高好胆固醇和降低坏胆固醇，但前提还是必须保持油品的新鲜与天然，尽量控制在冒烟点之下烹调，而且体内的氧化压力不能太高，否则这些脂肪比较不稳定，容易被氧化，好油又变成坏油。

### 妙招6 多吃抗氧化剂、多喝抗氧化水

氧化是导致体内坏胆固醇升高的罪魁祸首，也是身体老化、生病的根本原因。避免身体氧化，不但可以解决胆固醇的问题，也能解决大部分慢病问题。胆固醇可以在食物加工时氧化，例如

甜品或鸡蛋面条里的蛋粉，甚至很多美国餐厅的炒蛋是用蛋粉做出来的，而非新鲜鸡蛋。蛋粉可长久保存，加水就可炒蛋，但里面的胆固醇已氧化。胆固醇也可以在烹饪时氧化，人体吸收之后，进入到血液中，受到高"氧化压力"而氧化。所谓的氧化压力，指的是环境毒素、农药、油炸食物、抽烟、激素代谢、睡眠不足、情绪压力、激烈运动等多种因素在体内引发的自由基泛滥，身体组织受到自由基的氧化损伤，进而诱发各种疾病。

为了中和体内自由基，我们必须多吃抗氧化剂和多喝抗氧化水，以降低体内氧化压力，胆固醇自然也就比较不会被氧化。

### 维生素 C、维生素 E 都能抗氧化

提到抗氧化剂，当然要先谈谈抗氧化大将军维生素 C。维生素 C 除了可以避免胆固醇氧化、逆转血管损伤、逆转动脉硬化，若和赖氨酸并用，还可以溶血栓。不过，实验证明，只服用美国现行的维生素 C 每日建议剂量（90 毫克）是无效的，对于一个体重 70 公斤的人，每天需要 2800 毫克才可逆转血管损伤。根据考顿医师（W. Lee Cowden, MD）和其他许多美国自然医学医师的经验，使用维生素 C 到最大容忍量，也就是吃到快要腹泻的剂量，1 天分 3～4 次服用，等到心血管疾病痊愈后，再降到每天 3000 毫克的维持剂量，才能发挥最大的作用。不过，高剂量的维生素 C 必须搭配足量的水、镁、钙、钾、锌、锰、维生素 $B_6$。

维生素 E 也是很重要的抗氧化剂，可以有效抑制血小板凝结、避免血栓形成、修补血管内皮细胞。哈佛大学曾进行将近 13 万人的大规模研究，证实每天 100 国际单位（IU）的维生素 E 就能降低心血管疾病风险。

不过要特别注意，维生素 C 是水溶性的，过量摄入，身体会以腹泻的方式排出，对身体无害，但维生素 E 是脂溶性的，摄入太多，会累积在肝脏造成中毒。所以，每天最好不要超过 800 IU，而且最好挑选天然的维生素，若是人工合成的，反而会增加身体负担。

## 抗氧化水具有神奇功效

喝水是最容易被疏忽的健康方法。人体中 60% 是水分，所有的生理运作和细胞活动都必须在水中进行。人体内的水分如果不够、污浊，人就不可能健康。喝水可以调节生理运作、排除废物与毒素、维持碱性体质、促进身体修复，如果能喝到抗氧化水，更可以进一步协助身体中和自由基、抗发炎、逆转许多疾病和症状。

近几年来，许多动物和人体实验已经陆续证明抗氧化水的生理功效，尤其在降低发炎介质、减少动脉硬化、降血脂、防血栓、降低高尿酸引起的高血压等方面。以前要喝到抗氧化水可能很困难，但现在我们可以通过特殊技术制作滤心，模拟长寿村的矿石反应，使洁净水进一步产生氢分子，具备温和的抗氧化能力，以中和体内的氢氧根（OH）自由基。不过，有点可惜的是，不少人安装了抗氧化水机在

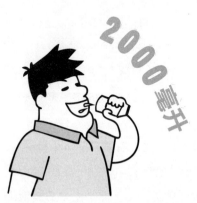

一天喝 2000 毫升抗氧化水，同时补充维生素 C，可降低体内氧化压力

家里，却没有正确更换滤心或是没喝到足够水量，以至于不能发挥抗氧化的最大作用。

到底要喝多少抗氧化水，才能降低体内氧化压力呢？这个问题见仁见智，我认为一天喝2000毫升抗氧化水是最基本的，冬天可少一点、夏天则多一点。或是采用主观的测量法，喝到尿液变成清澈透明无色。最客观的方法是：每公斤体重×40=每天要喝的最佳水量。例如，1个50公斤体重的人，每天可以喝2000毫升；70公斤的人，可以喝到2800毫升。

## 妙招7 维生素B群，可降低同型半胱氨酸

肉类和乳制品中含有甲硫氨酸，在体内会转变成同型半胱氨酸，然后代谢成胱硫醚。同型半胱氨酸会产生自由基，让胆固醇氧化，造成动脉硬化、形成血栓，研究发现可使心脏病和脑卒中的罹患率增加3倍。但是在叶酸、维生素 $B_6$ 和维生素 $B_{12}$ 充足的条件之下，同型半胱氨酸会顺利代谢成无害的胱硫醚。

因此，除了补充抗氧化剂来中和同型半胱氨酸的氧化作用之外，更重要的是补充维生素 B 群，以有效降低血中同型半胱氨酸的浓度。担心自己会得心脏病或脑卒中的人，可以检测血中同型半胱氨酸的浓度，若偏高，就要补充维生素 B 群，能降低风险。

同型半胱氨酸对于动脉结构中的胶原蛋白、弹性蛋白、多糖蛋白，有腐蚀的作用，而且会阻碍其增生，这种破坏是渐进性的，可长达一生之久。降低血中同型半胱氨酸不会立竿见影，而是预防破坏的累积。同型半胱氨酸也会破坏骨中的胶原蛋白，在骨密度不变的条件之下，使老人容易发生骨折。

## 妙招8 先疏通血管，再循序渐进运动

运动有益健康，老少皆知。很多研究显示，运动可以降低总胆固醇，提升好胆固醇，这也是大家普遍具备的常识。不过，我们常听到有人在运动中发生心肌梗死而死亡，怎么会这样？运动不是对心血管有帮助吗？

主要原因是：动脉血管已有硬化斑块的人，在剧烈运动后，可能会让斑块脱落而堵住血管。为了避免这个严重的问题，运动必须注意以下两点：

第一，先疏通血管。怀疑自己有动脉硬化斑块的人，要先去做血管 CT，一经确定，就先服用纳豆激酶把血栓溶解；在治疗期，只能选择拉筋、散步、体操、八段锦、太极拳等较缓和的运动。等到血管 CT 显示动脉比较通畅了，再来从事稍微剧烈的运动，例如爬山、游泳、慢跑、快走等。

第二，要循序渐进。很多人平时不运动，到了周末才去爬山、跑步，回家后累瘫在床上。这种运动，不但不养生，而且还伤身。

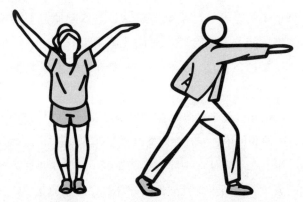

有心脑血管疾病的人，请选择散步、体操、太极拳等较缓和的运动

对一般人而言，若是运动完之后感到很累，或是产生乳酸堆积，那就是运动过度，除非你是年轻力壮的运动员，有目的地进行运动训练，那就另当别论了。理想的运动强度，应该是运动完之后，全身舒畅，没有疲累感，休息一下，还可以继续运动。

我们应该根据自己的体能状况来调整运动强度与时间。初学者的运动强度应保持在心脏最大负荷量的50%～70%之间，等体能提升之后再逐渐提高。最大心脏负荷量指的是最大心跳率（Maximum Heart Rate, MHR），目前最常用的公式是：MHR=220 — 年龄。很容易就可算出来。

表1-3列出各种运动的目标心跳率，读者可依照自己的目的和身体状况来选择。运动时，可佩戴测心跳的手表，以监测心跳是否在目标心跳率之内。

表1-3　不同运动的目标心跳率

| 目标心跳率 | 运动目的 | 身体感觉 | 例子 |
|---|---|---|---|
| 90%～100%×最大心跳率 | ● 速度训练<br>● 专业运动员 | 呼吸吃力、肌肉酸痛 | ● 短跑、撑竿跳<br>● 踢足球 |
| 80%～90%×最大心跳率 | ● 重量训练<br>● 无氧运动 | 呼吸急促、肌肉发酸 | ● 举重、打篮球<br>● 登高山 |
| 70%～80%×最大心跳率 | ● 耐力训练<br>● 提升体能 | 呼吸顺畅、大量流汗 | ● 慢跑、跳舞<br>● 爬山、游泳<br>● 越野自行车 |
| 60%～70%×最大心跳率 | ● 燃烧脂肪<br>● 体重控制 | 舒适、轻度冒汗 | ● 健走、投篮<br>● 打排球、自行车兜风 |
| 50%～60%×最大心跳率 | ● 病后、暖身<br>● 养生、初学者 | 非常轻松 | ● 暖身、拉筋<br>● 体操、八段锦<br>● 瑜伽 |

## 3 分钟掌握胆固醇

❶ 人体每个细胞都会自行合成胆固醇。

❷ 胆固醇是细胞膜、维生素 D、肾上腺激素、性腺激素的重要原料。

❸ 体内如果没有胆固醇，人将无法存活。

❹ 95% 的胆固醇是由体内制造，并非从高胆固醇食物直接摄取而来。

❺ 食物中的胆固醇和心血管疾病没有关联。

❻ 美国的许多权威研究已证实：1 天吃几个鸡蛋和心血管疾病无关。

❼ 胆固醇吃太多体内合成就少，吃太少合成就多，以保持恒定。

❽ 体内胆固醇太低，生理运作必出问题，甚至有生命危险。

❾ 体内胆固醇 95% 来自食物中的碳水化合物、蛋白质、脂肪（而以脂肪为主），不是食物中的胆固醇。

❿ 胆固醇来自所有的食物！身体要合成多少胆固醇，每个细胞自己会决定。

⓫ 肝脏会自行决定合成多少胆固醇送到血液循环当中，也会受到基因、药物、疾病、营养、运动和其他因素的影响。

⓬ 不必太担心总胆固醇的数值，TC/HDL-c 比值才重要。

⓭ 总胆固醇最好介于 150～200 mg/dL 之间，高一点也没关系，但是 TC/HDL-c 比值一定要 < 3，才不会罹患心血管疾病。

⓮ 胆固醇是否过高，不是很重要，重要的是有没有氧化。胆固醇可能在食物烹调时氧化了，也有可能在体内氧化，只要氧化就容易出问题。

⓯ HDL 里面的胆固醇不会氧化，是好胆固醇。LDL 里面的胆固醇容易氧化，是坏胆固醇，堆积到动脉管壁上，会形成硬化斑块，最后可能产生血栓，导致心肌梗死或脑栓塞。

⓰ 心血管疾病的罪魁祸首不是食物中的胆固醇含量，而是所有的食物是否被氧化。

⓱ 心肌梗死和脑栓塞的患者，有一半以上的人，总胆固醇数值是"正常"的，也就是 < 200 mg/dL。

⓲ 用总胆固醇预测心血管疾病的准确度 < 50%，用 TC/HDL-c 和 CRP 来预测才准确。

⓳ 总胆固醇过高的病因很多，其中又以甲状腺激素、肾上腺激素和肝脏功能问题最为常见。

⓴ 如果注意所有食物的烹调温度、摄取足够的新鲜蔬果和抗氧化水、保证充足睡眠与适度运动（以降低氧化压力），每天吃 5 个鸡蛋也无妨。

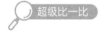 超级比一比

### 胆固醇新旧观念对照表

| | 一般医师 | 陈博士自然医学 |
|---|---|---|
| 判断风险 | • 只看绝对值（TC、HDL-c、LDL-c）<br>• 甚至只看总胆固醇（TC）就断定风险 | • 看 TC 和 HDL-c 间的比值：>5 危险，<3 安全 |
| 数值观测 | 总胆固醇（TC）大于 200 mg/dL 就有风险，通常不管最低值 | 总胆固醇（TC）在 150～200 mg/dL 最理想，但更重要的是比值（TC/HDL-c）要 <3 |

|  | 一般医师 | 陈博士自然医学 |
|---|---|---|
| 原料来源 | 来自高胆固醇食物 | ● 来自所有食物，但以脂肪为主<br>● 95% 体内胆固醇是自行合成（受多项因素影响） |
| 应对与管控方式 | ● 不吃高胆固醇食物（肉、蛋、海鲜）<br>● 吃降胆固醇药（他汀类药物）<br>● 多运动 | ● 所有的食物要避免氧化，不论荤素<br>● 食物中的胆固醇含量不重要（肉、蛋、海鲜可以吃，但不可煎炸）<br>● 严禁坏油（氧化油、氢化油）<br>● 多吃蔬果、多吃好油、多喝抗氧化水，多补充抗氧化剂（维生素 C 或 E）<br>● 注意同型半胱氨酸，补充维生素 B 族<br>● 循序渐进、规律的运动<br>● 若真想降胆固醇，可用无副作用的天然药物（例如纳豆激酶、生大蒜） |

扫描回复"胆固醇"
获取降胆固醇妙招

## 第2章

# 血糖总是高高低低，测血糖只是自欺欺人？

## 一定要破解的四个血糖问题

### 问题1 血糖为什么会高低起伏？

59 岁的陈先生是糖尿病老患者，自从 20 年前诊断出糖尿病以来，他一直按照医嘱，定期复诊、定期服药，饮食以五谷米或南瓜为主食，少油少肉，少食多餐，以高纤饼干当零食。但是他的血糖始终忽高忽低，空腹血糖一下低到 120 mg/dL，一下又高到 260 mg/dL，餐后血糖在 200～300 mg/dL 之间。陈先生发现这几年的身高缩水了 4 厘米，而且嘴很馋，常趁家人不注意就偷吃一点甜品，家人也发现他的脾气越来越差。陈先生有自我检测血糖的习惯，每次复诊前就会控制饮食，因此检测出的血糖值比较正常。直到最近，医生开始测糖化血红蛋白之后，才发现他的血糖控制得并不好。

58 岁的王先生每年都会做健康检查，血糖检测并未出现异常，前阵子因视力模糊、伤口不易愈合，经眼科医师检查后，才发现竟已罹患糖尿病。这让他感到相当气愤，难道这些年的血糖检测都是作假的吗？

（本章所提到的糖尿病，如未特别注明，指的是 2 型糖尿病）

人的血糖值是动态的，随时在改变，即使是健康的人，血糖也一样会起起伏伏，但多亏胰脏分泌了胰岛素，可将血糖控制在比较稳定的范围，例如 80～120 mg/dL 之间。至于糖尿病患者，因胰岛素分泌不足，血糖高低起伏就比较激烈，尤其初打胰岛素的糖尿病患者，血糖会在 60～350 mg/dL 之间来回猛烈震荡。

## 血糖值可能会骗人

血糖到底多高？要看你是在哪个时间点测量。空腹时、吃饭时、饭后半小时、饭后 1 小时、饭后 2 小时来验，数值都不一样。甚至心情不佳时、没睡好、压力大、刚运动完、刚吃完一碗面、刚吃下一个卤蛋，测到的血糖值也会有所不同。

图 2-1 是临床上常见的血糖图。此人的血糖值在 80～240 mg/dL 之间剧烈波动，他三餐前的空腹血糖值分别是 160 mg/dL、120 mg/dL、

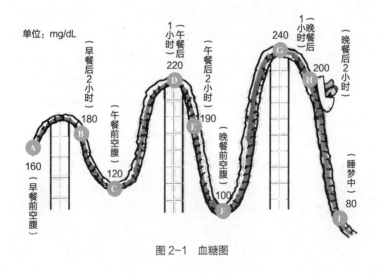

图 2-1　血糖图

100 mg/dL，除了早餐稍微高点之外（可能晚上没睡好），可以说"很正常"。

如果他只测空腹血糖（例如 C 点），医生会判断"没有糖尿病"。但如果从饭后 2 小时的数值来看，三餐后分别是 180 mg/dL、190 mg/dL、200 mg/dL，他已是失控的糖尿病患者。再看他饭后 1 小时的数值，最高到达 240 mg/dL。半夜睡梦中，竟然下降到 80 mg/dL，很可能是他睡前打了胰岛素。我遇到过很多睡前打胰岛素的患者，半夜血糖降到 60，甚至 50 以下，这相当危险，可能会因此昏迷死亡。

实际上，这是一个血糖失控的中期糖尿病患者，但因为验血糖的时间点不同，导致解读不同，医生可能无心误判，患者也可能有意操弄（例如，挑选血糖值低的时间点进行检测）。因此，我认为，测血糖有时是种自欺欺人的行为，绝对不可尽信。当患者告知他的血糖值时，我通常不会完全采信，而是追问他的糖化血红蛋白，有时也要测胰岛素。

不过，在讨论糖化血红蛋白和胰岛素之前，我们还是先讲讲血糖。所谓的"血糖"，就是血液中的葡萄糖。血糖是细胞的主要能量来源，当淀粉食物在肠道中经消化转变成葡萄糖后，就会通过肠壁细胞进入血液循环，最后运送到全身各细胞，以供使用。

当血糖浓度升高，胰脏的兰氏小岛里面的胰岛 B 细胞就会开始分泌胰岛素，以促进血糖进入细胞，使血液中的血糖保持在正常值，如果胰岛素分泌正常，血糖值就可控制在正常范围内，高低波动不会太大。但如果胰岛素不足，血糖就会上升，形成糖尿病。

**饭后爱困、常饿得发慌，竟是糖尿病潜伏期？**

你有吃完饭后很爱困、很想打瞌睡的经历吗？肚子饿的时候，会不会饿到头昏、手脚冰冷、发抖、脾气急躁？如果是的话，你已经是糖尿病的候选人了。有时大脑很难思考、很难集中注意力，即脑雾（brain fog）的感觉，表示你已一只脚跨进糖尿病的门槛了。

以上所提到的现象，都是胰岛素抵抗的症状。我常在演讲时抽问听众，发现有上述症状者超过三分之一。这个数字和美国的统计结果差不多；截至2013年，美国有35%的人有胰岛素抵抗，8.3%有糖尿病。

饿得发慌就是低血糖，饭后爱困就是高血糖，这种"血糖不稳"的现象就是轻微的胰岛素抵抗；脑雾则属于较严重的胰岛素抵抗。脑雾的感觉很难描述，一般人久蹲之后，突然站起会有头脑缺血的感觉，那就是脑雾。只不过，此时的脑雾比较猛烈，且只发生几秒钟；若是胰岛素抵抗所引起的，情况会比较轻微，但可长达数小时、甚至数天之久。长时间脑雾会影响一个人的思考、注意力、记忆力、情绪稳定，甚至会提早罹患阿尔茨海默病。

在被诊断出糖尿病之前，会有一段很长的时间，空腹血糖值正常，但有胰岛素抵抗。胰岛素抵抗是2型糖尿病特有的现象，从糖尿病潜伏期就开始出现，一直到晚期都可能存在。初期胰岛素抵抗的血糖值是正常的，我向来称之为"糖尿病潜伏期"，但近年来主流医学称为"糖尿病前期"。如果有胰岛素抵抗的现象，就表示过几年会诊断出糖尿病，因此如果可以逆转胰岛素抵抗，就可以避免得糖尿病。

## 什么是胰岛素抵抗？和糖尿病有什么关系？

在了解糖尿病之前，我们必须先了解胰岛素抵抗，因为后者是前者的成因。胰岛素主要负责降血糖，讲精确一点，就是把血糖从血管中送进细胞。吃下的糖分和精制淀粉越多，血管中的葡萄糖（血糖）就会飙得越高，胰脏就要分泌越多的胰岛素来降血糖。因此，如果一个人每天都吃很多糖分或淀粉，胰脏就要大量分泌胰岛素，长久下来就会疲劳，导致胰岛素分泌不足，使血糖居高不下，此时就会被诊断出糖尿病。

此外，腰腹脂肪、内脏脂肪、大脑细胞、肌肉细胞、肝细胞这些细胞，对胰岛素非常不敏感，胰岛素为了让血糖进入这些细胞，就要额外大量分泌。这也是胰岛素抵抗的名称由来。脑雾的形成，起因于脑细胞对胰岛素不敏感，虽然血中胰岛素足以把血糖送进身体其他正常细胞，却无法把血糖送进脑细胞，脑细胞因此没有足够的血糖来产生能量，无法思考、无法集中注意力。

胰岛素抵抗和肥胖无关，但和腰腹赘肉（也称为啤酒肚、游泳圈）密切关联，腰腹脂肪越多，胰岛素就要分泌越多，就越容易罹患糖尿病。一个人可能是标准体重、手脚细瘦，但若有腰腹赘肉，就容易得糖尿病。

在罹患糖尿病之前，会有 5 年，甚至 10 年的时间，空腹血糖呈现正常，是因为有大量的胰岛素在压抑血糖。因此，在胰岛素抵抗期间，验血糖是没用的，验胰岛素才比较有意义。一般人如果想知道自己是否为糖尿病的高危人群，除了"空腹胰岛素检验"和"8 点检验"之外，最简单的方法就是看自己有没有腰腹赘肉，并且观察有无血糖不稳与脑雾的症状。（请见本章第 2 节）

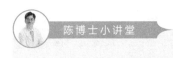

## 1型糖尿病和2型糖尿病的差异

1型糖尿病是自体免疫性疾病，也就是免疫系统攻打自己的胰脏，导致胰岛B细胞损坏，无法分泌胰岛素，而使血糖居高不下。通常在10岁以前发病，我见过最年轻的患者是9个月大的婴儿。

2型糖尿病是人们常见的糖尿病，约占95%。原因是胰岛素抵抗，身体为了维持正常血糖，胰岛素只好长期大量分泌，最后胰脏累了，胰岛素分泌不足，血糖就居高不下。过去通常是老年人才会患病，但近年来患病年龄持续下降，二三十岁的患者越来越多，甚至小学生都可能患病。

简单说，1型是胰岛B细胞坏了，不分泌胰岛素。2型是胰岛B细胞累了，胰岛素分泌不足，无法满足身体的需求。我们可以通过验胰岛素来初步辨别：1型的胰岛素太低，2型的胰岛素偏高。细心的读者可能会搞混了，刚才不是说，2型糖尿病是胰岛素分泌不足所致，现在怎么又说是偏高呢？请注意，这里说的不足，是相对不足，而不是绝对不足。举例来说，正常人的餐后2小时胰岛素是18，就能将血糖控制在84[1]；如果他是在糖尿病前期（潜伏期），餐后2小时的胰岛素必须为67，才能把血糖控制在94；如果是罹患2型糖尿病（初期或中期），因为他的胰脏累了，所以只能分泌55，此时血糖值已飙升到150（正常值为120以内）。如果是1型糖尿病患者，他的胰岛素可能只有2，而血糖已到220，详见表2-1。

---

[1] 本章表2-3提供了我们通常体检中所用的糖化血红蛋白与血糖的对照表。

表 2-1　如何初步辨别 1 型糖尿病和 2 型糖尿病

|  | 餐后 2 小时胰岛素 | 餐后 2 小时血糖 |
| --- | --- | --- |
| 正常人 | 18（正常） | 84（正常） |
| 2 型糖尿病前期<br>（有胰岛素抵抗） | 67（偏高） | 94（正常） |
| 2 型糖尿病初期<br>（有胰岛素抵抗） | 55（偏高） | 150（偏高） |
| 2 型糖尿病初期<br>（无胰岛素抵抗） | 2（偏低） | 220（偏高） |

　　结论是，1 型糖尿病的胰岛素偏低（甚至接近零），2 型偏高，但这个偏高对患者而言还是不足，也就是我所谓的相对不足。

　　根据上述原理，在空腹和餐后检测胰岛素和血糖，可以初步辨别 1 型和 2 型糖尿病；若能进一步做 8 点检测或 10 点检测，还可以了解病况的严重程度。

问题3 吃糙米饭搭配青菜、少油少肉，为什么血糖还是居高不下？

　　糖尿病名列 10 大死因已经有很长一段时间了，而中国台湾两千多万人口中，有 150 万糖尿病患者，甚至可能有高达七八百万人属于糖尿病前期，血糖问题实在不可小觑。但现今主流医学的糖尿病卫教却存在两个误区，导致血糖控制得不如预期，甚至衍生许多后遗症。目前世界各国都以美国糖尿病学会所推行的糖尿病饮食指南为最高准则，也就是低卡路里、低脂、少油少肉、淀粉以全谷类为主、少食多餐。但是一般的糖尿病患者如果遵循这个原则，餐后血糖大概会飙升到 200～300 mg/dL，此时糖尿病专科医师只好再调高降血糖药物或针剂胰岛素的剂量。

## 少吃淀粉，才是降低血糖的关键

为什么会这样呢？首先，糖尿病的成因是体内胰岛素不足，导致血糖无法降下来。最直接的方法，应该是少吃淀粉食物。但是，根据现行的糖尿病患者的饮食建议，碳水化合物包含糖分和淀粉，竟占所有食物的 55%～65%。也就是说，竟鼓励糖尿病患者多吃淀粉、少吃油脂、少吃蛋白质，这是一个严重的误区。甚至，还鼓励糖尿病患者少食多餐，肚子饿时可以吃一些全麦饼干，这无疑是雪上加霜。

根据我在美国诊所的经验，根治糖尿病其实不是难事，只要患者愿意配合，若不是糖尿病的中晚期，通常在两三个月内，就能将血糖和糖化血红蛋白逆转回正常。我并非靠什么仙丹妙药，只不过是方向正确了。欧美早有不少医师和我秉持一样的理念，都取得了很好的疗效。例如杜克大学的魏斯曼医师（Eric Westman, MD）和美国减肥瘦身专科医学会会长维侬医师（Mary Vermon, MD）都指出，患者在减少碳水化合物的"第一天"，通常必须减少胰岛素注射剂量 50%，以免血糖过低。康涅狄格大学的佛列克团队（Jeff Volek, PhD）从人体和动物实验一再证明，碳水化合物大量减少，足以逆转胰岛素抵抗、餐后高血糖以及内脏脂肪。早在 1870 年，法国的布夏尔达医生（Apollinaire Bouchardat）就发现，因为战争导致面包缺乏，结果患者的尿糖降低，战争结束之后，他建议患者仍要少吃淀粉、偶尔断食，来实现类似的效果。

20 世纪初，现代医学之父欧斯勒博士（William Osler）的权威著作《医学原理与实践》也建议，糖尿病患者的碳水化合物摄取，只能占饮食比重的 2%。

## 低热量饮食，可能会有反效果

主流卫教的另一个误区，就是低热量饮食。限制热量或许可以间接稍微控制血糖，却会让患者饿肚子，加上淀粉偏多，就更容易有血糖值震荡效应，每餐之间饿得慌或是嘴很馋，非得吃零食不可，所以主流卫教才会鼓励患者"少食多餐"。这种做法会让患者长期处于细胞饥饿状态，大脑就会很想吃东西，尤其偏好甜食或高淀粉食物，长久下来，肌肉会变少、身高会缩水，案例中的陈先生就是如此。

若按照我的饮食建议，一天只要吃三餐就够。因为控制血糖的饮食关键，不在于总热量的限制，而在于食物比例以及减少高升糖指数食物的摄取，若能控制好这两大重点，血糖就不会太高。读者可以做一个实验来验证：连续三餐吃青菜豆腐汤和水煮肉，暂不吃米饭或任何淀粉类食物，保证餐后血糖降下来；水煮肉可以是蒜泥白肉、白斩鸡或是涮肉片。为什么我敢保证？因为这些食材里面几乎没有淀粉，豆腐里的淀粉只有一点点，全餐的升糖指数低于 15，血糖如何能升高？我不是说未来都不能吃米饭，而是用这个比较极端的例子，让读者快速体会效果。

## 问题4 血糖过高要小心，血糖过低则有生命危险？

一般人只注意血糖过高会导致失明、洗肾（血液透析）、截肢等可怕并发症，但那是很久之后才会发生的，平时血糖即使飙到

500，顶多是感到疲累、不舒服，不会有生命危险。但是血糖一旦低到 40，可能不到 20 分钟就会休克死亡。

高血糖的可怕之处在于日后的并发症，但低血糖的可怕之处在于随时会发生的生命危险。血糖过低有两个主要原因。

第一，施打胰岛素过量。糖尿病患者一定要注意，如果施打后发现血糖太低，一定要减少胰岛素剂量，不能一成不变。事实上，血糖每天起起伏伏，受到很多因素影响，糖尿病患者要多练习测血糖，了解身体在不同时间点、不同条件之下，血糖的可能走向，有效预测高点或低点，在血糖升高之前施打适量胰岛素，不可过量，以避免产生低血糖的风险。

第二个原因，是吃过量的糖分或淀粉，导致体内胰岛素大量分泌，而把血糖压抑过头，反而变成低血糖。总之，不管是外来的还是自己分泌的，胰岛素太多就会造成低血糖，千万要小心，详见图 2-2。

正常血糖反应

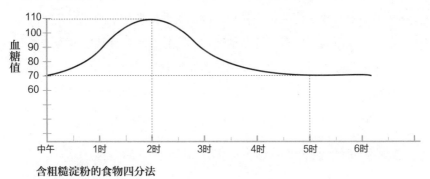

**含粗糙淀粉的食物四分法**

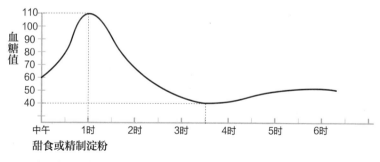

吃完甜食或精制淀粉的血糖反应

甜食或精制淀粉

胰岛素分泌或施打太多，会使血糖骤降，引起危险

图 2-2　血糖反应对比

# 不可不知的三大血糖新观念

糖尿病可及早发现、及早治愈

　　了解糖尿病的来龙去脉之后，我们可以得知，糖尿病不能等到诊断出来才治疗，因为在糖尿病的潜伏期，血糖是正常的。所以，血糖数值正常，并不表示你的血糖正常！一方面是血糖高低起伏会骗人，另一方面在病发前几年，胰岛素会大量分泌，以将血糖控制在正常值。所以，即使血糖值正常，但如有以下症状，很可能已经是胰岛素抵抗的糖尿病前期：

　　症状一：很容易饿。即使吃饱了，不到 3 小时又饿了，很想吃蛋糕或淀粉类食物。
　　症状二：有时饿到发慌、头昏、发抖、手脚冰冷、脾气急躁。
　　症状三：吃饱后常昏昏欲睡，且易感到疲倦。
　　症状四：大脑偶尔一片空白，很难思考、注意力不集中。

另外，从"腰臀比"也可迅速检查自己有没有糖尿病潜伏的征兆。如果发现小腹越来越突出，或是腰部赘肉越来越多，可以测量腰围和臀围，男性的"腰臀比"＞0.9，女性＞0.8，就是处于胰岛素抵抗的阶段，再过几年就可能被诊断为糖尿病。如果有上述任何症状，就必须进行糖化血红蛋白、空腹胰岛素检测，甚至8点检测，来判定血糖问题处于哪一个阶段。

　　在糖尿病前期只验空腹血糖是完全查不出症状的，但必须开始积极治疗。可惜的是，一般体检和医院常疏忽这个阶段，要等到进入糖尿病初期才会给予诊断。根据我十多年的看诊经验，前期和初期的糖尿病患者用本章介绍的方法，通过正确饮食、正确运动、可稳定血糖的营养品和天然药物，绝大部分都可恢复正常；因为他们的胰脏只是过度操劳，只要多休息、补充营养，一段时间后就可以恢复元气。至于中晚期的糖尿病患者，因为胰脏的胰岛B细胞可能衰退到一定程度，甚至有所损坏，要完全复原比较困难，但是可以通过武靴叶等天然药物来降血糖、尽量修复胰岛B细胞，同时补充天然硫辛酸等营养品来避免并发症。总之，对血糖问题而言，早期预防、早期治疗是非常关键的，而且是可以成功逆转的。

### 新观念2　只测血糖不够，还要测糖化血红蛋白与胰岛素

　　前面说过，完全依赖血糖检测，无法真正判断出糖尿病。鉴于此，美国糖尿病协会从2010年开始，就将糖化血红蛋白作为判断的重要依据。

#### 检测糖化血红蛋白，能真实反映血糖

　　所谓的糖化血红蛋白（HbA1c），就是红细胞上面粘了多少

葡萄糖。在血液中，葡萄糖会粘在红细胞的血红蛋白上，而形成所谓的糖化血红蛋白。血糖越高，糖化血红蛋白的浓度也就越高，而且这个过程为不可逆反应，也就是说，血糖一旦粘上血色素就分不开了。红细胞寿命约为120天，检测糖化血红蛋白，也就等于掌握了这120天的血糖平均值，即使血糖高低起伏也没有关系。

如果平时血糖控制良好，测出的糖化血红蛋白数值就会很正常，如果平时乱吃乱喝，即使检测前几天调整饮食，糖化血红蛋白数值仍然会反映这3个月来的高血糖状态。

根据美国糖尿病学会在2012年公布的糖尿病诊断标准，正常人的糖化血红蛋白应在5%左右，如果介于5.7%～6.4%之间，就是处于糖尿病前期（胰岛素抵抗），如果大于6.5%，就要诊断为糖尿病，详见表2-2。另外，糖化血红蛋白和血糖之间有一个对照表，可以呈现那三四个月的血糖平均值，详见表2-3。

表2-2 糖化血红蛋白与血糖的诊断标准（美国糖尿病学会2012年公布）

|  | 糖化血红蛋白（HbA1c）（%） | 空腹血糖（FBG）（mg/dL） | 葡萄糖耐受测试（OGTT）（mg/dL） |
|---|---|---|---|
| 糖尿病 | ＞6.5 | ＞126 | ＞200 |
| 糖尿病前期（胰岛素抵抗） | 5.7～6.4 | 100～125 | 140～199 |
| 正常 | 约5左右 | ＜100 | ＜140 |

表 2-3　糖化血红蛋白与血糖的对照表

| 糖化血红蛋白 HbA1C（%） | 5.0 | 6.0 | 7.0 | 8.0 | 9.0 | 10.0 | 11.0 | 12.0 |
|---|---|---|---|---|---|---|---|---|
| 血糖（mg/dL） | 97 | 126 | 154 | 183 | 212 | 240 | 269 | 298 |

## 检测空腹胰岛素，可提早发现糖尿病

　　至于胰岛素抵抗，我认为是血糖问题的核心，从潜伏期一直到末期，糖尿病患者一直被这问题所困扰。检测的方式很简单，只要测空腹胰岛素就能一窥大概，可提早预知糖尿病；不过目前并不受重视，也未纳入常规的体检项目之中。

　　空腹胰岛素在 15 以内，表示正常；超过这个数值，就表示胰岛素抵抗，属于糖尿病前期。不过，以上是主流医学的标准，若从自然医学的角度来看，就比较严格，例如美国抗老基金会建议，最好要＜5，而以这标准来筛选，有胰岛素抵抗的人口比例，将大幅提高。至于空腹血糖的标准，近年来也越来越严格，如果能维持在 70～85 之间，是最为理想的，详见表 2-4。

表 2-4　自然医学主张的血糖和胰岛素正常值

| | 自然医学 | 主流医学 |
|---|---|---|
| 空腹血糖（FBG） | 70～85 | 70～100 |
| 空腹胰岛素（FBI） | ＜5 | ＜15 |

新观念3 用"8点检测"全面掌握血糖情况

　　除了空腹血糖，主流医学也借由餐后 2 小时血糖或葡萄糖耐受测试（OGTT）2 小时的数值，来作为诊断的参考。根据美国糖尿病学会在 2010 年公布的标准，口服 75 克葡萄糖 2 小时后，血糖在 200mg／dL 以上，就确定罹患糖尿病。

但我个人认为，这个检测还是有漏网之鱼，因为餐后 1 小时是如何？餐后 3 小时又如何？在每一次血糖检测的同时，胰岛素的数值是多少？举例来说，如果有两个人餐后 2 小时的血糖同样是 140，但甲在餐后 1 小时的血糖是 200，而乙只有 160，哪一个人的血糖控制比较好呢？答案是乙，但这是测餐后 2 小时血糖看不出来的。

检测、比对餐后半小时、1 小时、2 小时、3 小时的血糖和胰岛素，就是我所谓的"8 点检测"，若加上空腹血糖和空腹胰岛素两点，就是完整的"10 点检测"。除此之外，我甚至要求患者检测晚上睡前和早上起床后的血糖值。对于糖尿病的新患者，必须反复检测，才能了解自己的身体与对食物的反应。例如，经过一夜安睡之后，早上的血糖值应呈现最佳状态，但临床上有些人的晨起血糖比睡前高很多，这表示他们的睡眠不佳，治疗时也不能忽略这一点，详见表 2-5。

表 2-5　自然医学的糖尿病诊断标准

| 检测项目 | 正常标准 |
| --- | --- |
| 糖化血红蛋白（HbA1c）（%） | 5 左右 |
| 空腹胰岛素（FBI）（μIU/mL） | ● ＜5（自然医学理想值）<br>● ＜15（一般医师） |
| 空腹血糖（FBG）（mg/dL） | ● 70～85（自然医学理想值）<br>● 70～100（一般医师） |

| 检测项目 | 正常标准 |
|---|---|
| 葡萄糖耐受测试（OGTT）<br>（mg/dL） | ● 30 分钟 FBG+（30～60）<br>● 1 小时 FBG+（20～50）<br>● 2 小时 FBG+（5～15）<br>● 3 小时 FBG+0 |

# 可逆转糖尿病的六大血糖调节法

**方法1** 酵母铬和花旗参，有助于稳定血糖

我们必须记住：血糖的问题，就是胰岛素抵抗的问题。在诊断出糖尿病之前，属于胰岛素升高、血糖正常的糖尿病前期，治疗的方针是稳定血糖；在诊断出糖尿病之后，因血糖已升高，所以要降低血糖。

所谓稳定血糖，就是要提升细胞对胰岛素的敏感性，让血糖有效进入细胞，使胰岛素慢慢降下来，血糖就不会忽高忽低，胰脏也可喘一口气。根据我的临床经验，稳定血糖最有效的方法，首推酵母铬、食物四分法、大肌肉收缩。

## "铬"可提高胰岛素敏感性

矿物质"铬"可以强化胰岛素的作用，让血糖进入细胞。人体内有一种葡萄糖耐受因子（glucose tolerance factor, GTF），它可以强化胰岛素的作用，稳定血糖。但 1970 年代，美国营养权威莫兹博士（Walter Mertz, PhD）确定 GTF 里面含有铬、维生素、氨基酸等营养素，其中最重要的成分就是"铬"。许多人体实验也证实，每天补充 200 微克的铬，就能提高胰岛素敏感性、稳定血糖。

不过，有些形式的铬是有毒的，例如二价铬和六价铬都具有毒性，只有三价铬可以食用，选用时一定要谨慎。我个人认为酵母铬是最好的选择，因为它不但是三价铬，更以酵母形式存在，没有毒性，饭前饭后都可以吃。有血糖不稳的症状或是脑雾现象，都可以把酵母粉末放在口中慢慢溶解吸收，长期服用，也能有效逆转胰岛素抵抗。

### 花旗参能降低饭后血糖

　　除了铬，人参也具有稳定血糖的效果。虽然高丽参、吉林参、花旗参都含有类似成分，但高丽参是热性的，而一般中医认为糖尿病是一种消渴症，会有虚热，所以凉性（事实上应属于平性）的花旗参较为适合。有许多研究显示，饭前服用 3 克的花旗参，能有效降低饭后血糖。详细的作用机制尚不明朗，但我发现效果不错，可搭配其他稳糖和降糖的方式一并使用。

　　我临床上偏好使用美国威斯康星州产的花旗参，除了属性不会燥热、没有副作用之外，威斯康星州参的种植方法是最天然的、疗效亦是最强的，而且多糖体和人参皂苷很充足，吃起来甘甜中带微苦、入口很舒服，新鲜的参还有一股清香。

### 方法2 运用武靴叶，有效降血糖、重建胰脏机能

　　一旦诊断出糖尿病，除了"稳糖"之外，"降糖"就成了当务之急。在所有的天然草药和营养品中，武靴叶的效果最好，它是一种印度草药，除了能有效降血糖，还能修复胰脏中的胰岛 B 细胞，不仅 2 型糖尿病患者可以吃，连 1 型糖尿病患者也适用；此外它还能降低患者对糖分的渴望，可说是一举三得。不过，要注意的是，

由于武靴叶降血糖的效果很明显，所以不建议正常人作为保健品服用，只有血糖偏高的人才使用。即使是糖尿病患者，如果同时施打胰岛素和服用武靴叶而导致血糖过低，就必须降低胰岛素施打剂量。

如果说酵母铬是稳糖的高手，那么武靴叶就是降糖的利器，两者相辅相成，是我临床上调控血糖最常用的两种天然药物。在诊断出糖尿病之前，可以使用酵母铬；一旦确诊糖尿病，就必须酵母铬和武靴叶结合使用。

### 方法3 中晚期患者补充硫辛酸，预防末梢神经病变

硫辛酸是体内所有抗氧化剂的老大哥，例如维生素 C 若被氧化了，在硫辛酸的帮助下就能重新具备抗氧化能力，而且硫辛酸的抗氧化力是维生素 C＋E 的 400 倍，兼具脂溶性和水溶性，可以说是超强、万用的抗氧化剂，除了能抗氧化、抗过敏、抗炎，还可抗癌，提高线粒体的产能，其效用非常广泛。

对于中晚期糖尿病患者，我都会建议补充天然硫辛酸，因为糖尿病晚期最怕的就是末梢神经病变所引起的洗肾（肾脏病变）、失明（视网膜病变）、截肢（因末梢神经或血管坏死所致），而德国海涅大学研究发现，中重度的糖尿病患者若每天补充 600 毫克以上，连续 3 周，末梢神经病变的疼痛会大幅减轻，并有神经再生的现象，对于逆转末梢神经病变的并发症，具有极佳的保护效果。

此外，硫辛酸是超强抗氧化剂，健康的人也可以吃，每日剂量 100～200 毫克即可。我发现肝病患者和自体免疫性疾病患者特别需要它，尤其是对类风湿性关节炎患者，有很好的止痛效果。

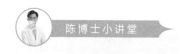 陈博士小讲堂

### 这些营养品也能调节血糖

◎山苦瓜（苦瓜亦可，但效果较弱）：山苦瓜有助于降血糖，属于凉性食材，仅适合热性体质，可作为辅助使用。

◎肉桂：效果与用法和山苦瓜相同，但适合寒性体质者。

◎维生素C：可抗氧化，保护微血管，强化结缔组织，使血管更有弹性，并具有些微降血糖效果。

## 方法4 遵循加强版"食物四分法"，让胰脏好好休息

想要防治糖尿病，除了修复胰脏和提供葡萄糖耐受因子之外，更重要的是要让胰脏胰岛 B 细胞好好休息，不要再大量分泌胰岛素。2 型糖尿病从潜伏期到末期，都属于胰岛素抵抗，是身体对糖分和淀粉无法招架的结果；换句话说，糖尿病就是"淀粉不耐症"。既然胰脏无法分泌足够的胰岛素来控制吃下去的淀粉，那么只要大幅减少高淀粉食物，让胰脏好好休息，再用武靴叶修复它，注重睡眠，舒缓压力，胰脏就会慢慢恢复功能。

我从《吃错了，当然会生病》开始，就不断倡导"食物四分法"，对于糖尿病来说，更是非遵循不可。简单来说，食物四分法就是将每一餐的食物按蔬菜、水果、蛋白质、淀粉四等分，油脂则隐藏在肉类或菜饭中。对正常人来说，只要每餐严格遵守食物四分法，血糖就会稳定，但如果糖化血红蛋白＞6.5，就必须采用"加强版食物四分法"，每餐将淀粉摄取量降至八分之一，至于多出的八分之一，则可用蔬菜、蛋白质及好油来补足。

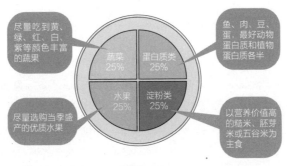

**食物四分法**

尽量吃到黄、绿、红、白、紫等颜色丰富的蔬果

蔬菜 25%

蛋白质类 25%

鱼、肉、豆、蛋，最好动物蛋白质和植物蛋白质各半

水果 25%

淀粉类 25%

尽量选购当季盛产的优质水果

以营养价值高的糙米、胚芽米或五谷米为主食

"食物四分法"浅显易懂。特别要注意的是，如果淀粉类不是来自较有营养价值的糙米、胚芽米或五谷米，而是白米的话，比重必须再少一点。另外，蛋白质来源为鱼、肉、豆、蛋，最好能一半来自动物性食品，一半来自植物性食品

**方法5 避开"高升糖指数"食物，让胰脏不再疲于奔命**

关于糖尿病患者的饮食，一方面要控制淀粉类食物少于八分之一；另一方面要尽量挑选低升糖指数的食物，避开高升糖指数的淀粉（见表 2-6～表 2-8）。

所谓的"升糖指数"（glycemic index，GI），就是吃了该食物之后血糖升高的速度。对于糖尿病前期到末期的人来说，所吃食物升糖指数越低，越能让胰脏充分休息。蛋白质、脂肪、叶菜类、坚果类的升糖指数都相当低，但糖和精制淀粉属于高升糖指数食物。因此，吃下 1 片吐司，血糖会快速飙升，但吃了 3 个茶叶蛋，血糖却没太大变化。

我这里所说的"加强版食物四分法"和"低升糖指数饮食"，不止正餐要严格执行，零食也不能例外。很多血糖不稳的人，会在餐与餐之间吃一点饼干或面包，却不知道这类高升糖指数食物正是刺激胰岛素大量分泌、让胰脏疲于奔命的元凶！嘴馋或肚子

饿时，可以吃 1 个卤蛋或茶叶蛋，或是 1 片瘦肉，或是 1 颗酪梨或芭乐，这些都是升糖指数很低的食物。

表 2-6　高升糖指数食物（70 以上）

| 食物 | 升糖指数 | 升糖负担 | 食物 | 升糖指数 | 升糖负担 |
|---|---|---|---|---|---|
| 泰国香米 | 109 | 46 | 玉米片 | 81 | 21 |
| 麦芽糖 | 105 | — | 荔枝 | 79 | 16 |
| 大枣干 | 103 | 42 | 泡面 | 77 | 19 |
| 葡萄糖 | 100 | 10 | 薯条 | 76 | 22 |
| 葡萄糖＋花旗参（3g） | 78 | 8 | 五谷杂粮 | 76 | — |
| 糯米 | 98 | 31 | 甜甜圈 | 76 | 17 |
| 马铃薯（煮） | 88 | 16 | 南瓜 | 75 | 3 |
| 马铃薯（烤） | 85 | 26 | 运动饮料 | 74 | 13 |
| 面条 | 85 | — | 贝果（硬面包圈） | 72 | 25 |
| 饼干 | 85 | 10～18 | 西瓜 | 72 | 4 |
| 比萨 | 80 | 22 | 白米饭 | 72 | 36 |

表 2-7　中升糖指数食物（56～69）

| 食物 | 升糖指数 | 升糖负担 | 食物 | 升糖指数 | 升糖负担 |
|---|---|---|---|---|---|
| 黑麦面包 | 69 | — | 乌龙面 | 62 | 30 |
| 哈密瓜 | 65 | — | 米粉 | 61 | 23 |
| 葡萄干 | 64 | 28 | 玉米 | 60 | 20 |
| 可口可乐 | 63 | 16 | 木瓜 | 59 | 10 |

表 2-8　低升糖指数食物（0 ～ 55）

| 食物 | 升糖指数 | 升糖负担 | 食物 | 升糖指数 | 升糖负担 |
|---|---|---|---|---|---|
| 蜂蜜 | 55 | 10 | 草莓 | 40 | 1 |
| 芋头 | 55 | 4 | 番茄 | 38 | 4 |
| 香蕉（熟） | 50～70 | 13～16 | 苹果 | 38 | 6 |
| 香蕉（生） | 30 | 6 | 熟红薯 | 37 | 13 |
| 全麦面包 | 55 | 12 | 粉丝 | 33 | 16 |
| 糙米饭 | 55 | 18 | 绿豆 | 31 | 5 |
| 奇异果 | 53 | 6 | 鸡蛋 | 30 | — |
| 纯柳橙汁 | 53 | 12 | 扁豆 | 30 | 5 |
| 芒果 | 51 | 8 | 白芸豆 | 28 | 7 |
| 荞麦面包 | 47 | 10 | 香肠 | 28 | 1 |
| 胡萝卜（熟） | 47 | 3 | 葡萄柚 | 25 | 3 |
| 胡萝卜（生） | 16 | 1 | 无糖酸奶 | 23 | 3 |
| 葡萄 | 46 | 8 | 果糖 | 23 | 2 |
| 白面包加醋 | 45 | 7 | 腰果 | 22 | 3 |
| 豆浆（无糖） | 44 | 8 | 花生 | 18 | 1 |
| 意大利面（煮15分钟） | 44 | 21 | 蘑菇 | 15 | — |
| 意大利面（煮5分钟） | 38 | 18 | 海藻类 | 15以下 | — |
| 牛奶 | 40 | 3 | 叶菜类蔬菜 | 15以下 | — |
| 水梨 | 44 | 5 | 黄豆 | 14 | 1 |
| 眉豆 | 42 | 13 | 木糖醇 | 8 | 1 |

大家都知道，运动可以促进血液循环、提升体能、减缓压力、燃烧脂肪、强化肌肉骨骼，但可能很少有人知道运动对于胰岛素和血糖的影响。前文提到，"大肌肉收缩"是提高细胞胰岛素敏感性的好方法，这是为什么呢？当你的肌肉在收缩的时候，细胞膜会打开一些通道，让血糖容易进入；换句话说，肌肉收缩时，胰岛素不必分泌那么多，血糖就能进入肌肉细胞，如此一来不就降血糖了吗？研究显示，持续性的中度运动，可让血糖进入肌肉细胞的速度加快 20 倍，比降血糖药物还好用。

另外，运动时也会促使血糖进入肌肉细胞之后，转成肝糖储存，以备不时之需。临床上发现，肝糖充足的话，身体会比较耐饿且有耐力。

根据我的经验，运动最好混合搭配，有氧运动（例如健走、爬山）加无氧运动（例如伏地挺身、仰卧起坐、举重），每周 5 次，每次至少 1 小时，能够有效稳定血糖。

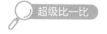 超级比一比

### 糖尿病对策比较一览表

| | 一般医师 | 陈博士自然医学 |
|---|---|---|
| 判断依据 | ● 以前只测血糖<br>● 2010 年开始测糖化血红蛋白 | 除了糖化血红蛋白，同时还检验胰岛素，并要求密集测血糖以了解餐后血糖波动情况 |

| | 一般医师 | 陈博士自然医学 |
|---|---|---|
| 数值观测 | ● 正常血糖：<br>空腹＜110 mg/dL，餐后＜140 mg/dL。如果空腹血糖＞126 mg/dL，餐后血糖＞200 mg/dL，即确诊为糖尿病<br>● 糖化血红蛋白：<br>正常 5%，糖尿病前期 5.7%～6.4%，若＞6.5% 则为糖尿病 | ● 血糖值忽高忽低，不要尽信<br>● 空腹胰岛素＜5 "8 点检测" 才精确<br>● 糖化血红蛋白同左 |
| 潜伏期 | 不治疗 | ● 积极发现胰岛素抵抗的症状<br>● 重视空腹胰岛素检测<br>● 以稳糖方针开始治疗 |
| 治疗方式 | ● 口服降血糖药物<br>● 施打人工胰岛素 | ● 潜伏期或轻微糖尿病以酵母铬或花旗参来稳定血糖；血糖偏高者用武靴叶降血糖并修复胰岛 B 细胞<br>● 中重度糖尿病患者，加用硫辛酸保护末梢神经、预防病变 |
| 诊断建议 | ● 限制总热量且建议少肉少油（但对淀粉没有限制），淀粉占食物比重 55%～65%<br>● 鼓励以淀粉食物作为点心 | ● 严格执行"加强版食物四分法"与"低升糖指数饮食"，通过减少淀粉摄取，稳定血糖，并让胰岛 B 细胞获得充分的休息<br>● 不建议以淀粉食物作为点心，连零食都要遵守低升糖指数原则 |

## 第3章

# 高血压找不到病因，
# 只能吃降压药改善？

## 一定要破解的两个高血压问题

问题1 改善高血压，只能吃降压药？

身为专案经理的小王，为了达成业绩，经常把工作带回家。他虽然是外食一族，但是不烟不酒，每周至少上1次健身房，自认健康状况应该不错，近来却常感到头痛、失眠、颈部酸痛。到医院检查后，才发现血压已高达 170/95 mmHg，而且找不出原因。经过连续追踪，发现血压依然居高不下，医师诊断为"原发性高血压"，必须持续吃降压药才能控制。

高血压是现代人非常普遍的问题。根据美国心脏协会的资料，2006 年全美有 34% 的人血压超过 140/90 mmHg，其中黑人更高达 44%。在中国台湾，高血压问题也同样普遍，根据 2003 年卫福部的调查，15 岁以上的台湾民众，23% 患有高血压，到了 65 岁以后，患高血压的比率更超过 50%。

高血压会导致脑卒中、心肌梗死、心脏衰竭、动脉瘤破裂、慢性肾脏病、视网膜破裂等严重后果，10 大死因中，与高血压有关的就占了一半。然而，高血压没有明显症状，很多人的血压高到 160 mmHg 也没感觉，甚至飙到 170～180 mmHg，也只是感觉后脑有些胀胀的，所以高血压就像是隐形杀手，会悄悄地、一点一滴地侵蚀身体机能，大多数人都是在体检或做其他疾病检查时，才会发现自己有高血压。

**吃降压药，治标不治本**

所谓的"血压"其实是动脉压的简称，简单来说，就是动脉管壁所承受的压力。当心脏收缩时，左心室将血液泵出到主动脉，这时主动脉压为血液高压，又称收缩压；等心脏舒张、血液流入右心房时，主动脉压的压力最低，称为血液低压或舒张压。依据 2003 年美国心脏科医学学会标准，正常血压的收缩压应＜120 mmHg，而舒张压应＜80 mmHg，如果高于以上数值，便可视为血压异常，详见表 3-1。

表 3-1　美国心脏科医学学会 2003 年公布的血压标准

| 类别 | 收缩压 | 舒张压 |
|---|---|---|
| 正常血压 | ＜120 mmHg | ＜80 mmHg |
| 高血压前期 | 120～139 mmHg | 81～89 mmHg |
| 第一期高血压 | 140～159 mmHg | 90～99 mmHg |
| 第二期高血压 | ＞160 mmHg | ＞100 mmHg |

说明：血压正常数值是大多数人的常态分布，仍有少数例外，他们的血压很低但身体仍很健康。

主流医学将高血压分为原发性高血压与继发性高血压，前者占 95%，后者占 5%。所谓原发性高血压，就是医生诊断不出身体有特别的疾病，却有高血压现象；而继发性高血压则是由怀孕、血管疾病、药物、肾脏病等明显疾病或原因引起的。由于大多数的高血压都是原因未明，没有疾病可以锁定治疗，因此目前主流医学的方法就是处理症状，也就是给予降压药物。但是这些药物存在不少副作用，而且无法从根本上消除导致高血压的原因，都是治标而不治本，所以只能吃一辈子药。

　　我在美国加州和华盛顿州的自然医学医师执照，允许我开立所有的降压药物，但十多年来我从未开过。我并非不开西药，而是若能用天然的方法治愈，为什么要依赖降压西药？高血压不是没有原因的，即使是所谓的原发性高血压也一样，只要病因明确，用自然医学疗法就能达到很好的效果。（请见本章第 2 节）

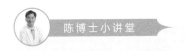

陈博士小讲堂

吃降压药前，先了解它的副作用

　　主流医学的降压药物，最常见的有以下四类。我强烈建议想要服用降压药物的人，多了解这些药物的作用机制与副作用，在利与弊之间做一下取舍。

## 西医治疗方式 1：利尿剂

　　当身体的水分太多时（例如肾脏不好引起的水肿），心脏就要更用力收缩才能把血液打入动脉，所以只要身体的水分少一些，心脏自然可以不必那么用力，而利尿剂的作用就是促进体内的水分以尿液形态排出，因而能降低血压。听起来有效，实际上也有效，不过有高血压不代表体内有水分滞留，如此强制排水，可能会造成不必要的副作用。

从自然医学的观点来看，我不建议使用利尿剂，因为副作用多、禁忌多，长期使用会导致钾流失。常见的副作用包括：多尿、勃起障碍、疲累乏力、脚抽筋。怀孕、糖尿病、痛风、血脂异常、肾功能不好的人最好不用，若不得已要使用，就要每天补充1～3克钾，因为利尿剂会让钾大量流失。利尿剂适用于比较轻微的高血压（属第一期高血压），但其实第一期高血压不太需要吃药，只要用天然方法，通常3个月就可以降下来。

### 西医治疗方式2：β 受体阻断剂（β blocker）

动脉血管上有肾上腺受体，当肾上腺分泌时会刺激动脉血管收缩（例如紧张时），此时心脏必须更用力挤压，才能把血液打入动脉，这也就是为什么紧张时会手脚冰冷、血压升高。β受体阻断剂就是阻断这些受体接收肾上腺素，让血管不要收缩，如此一来，心脏就不必那么用力，血压就会降下来。不过，身体本来就会有一些因素会引起血管收缩，如果用药强制它不要收缩，这也是治标不治本。常见副作用包括：疲劳、四肢冰冷、气喘、忧郁、勃起障碍、失眠、影响脂肪和糖类代谢。患有气喘、心脏传导障碍、慢性支气管扩张、血糖控制不良需要依赖胰岛素摄入的人不适合使用。

不过，在降压药中，这类药物的副作用相对较小，自然医学认为是比较安全的。

## 西医治疗方式 3：钙离子通道阻断剂（CCB）

心肌属于平滑肌，围绕动脉血管让血管收缩的肌肉也是平滑肌。平滑肌的收缩需要钙离子，所以只要阻断钙离子进入平滑肌的通道，就可以让心脏和血管的平滑肌放松，不需那么用力收缩，进而达到降血压的效果，此种方法适用于各种高血压，例如妊娠高血压、糖尿病和肾病引起的高血压、心绞痛等。然而，平滑肌全身都有，不是只有血管才有，所以阻断平滑肌收缩将会导致便秘、头晕、头痛、脸潮红、心律不齐、脚水肿等副作用。

## 西医治疗方式 4：血管收缩转换酶抑制剂（ACEI）

血管收缩转换酶（angiotension converting enzyme, ACE），是身体分泌用来帮助血管收缩的一种酵素，抑制它就可以让血管不收缩，这就是 ACE 抑制剂药物的作用机制。然而，这还是不能从根源改善。常见副作用包括：持续性干咳、皮肤疹、味觉丧失。

除了上述四种方式之外，治疗高血压的西药种类还有很多，如：血管扩张剂、α受体阻断剂、中枢交感神经抑制剂、周围交感神经抑制剂等，但所有药物的作用机制都差不多，都是不管原因，而以强制的方式硬把血压降下来，所以高血压当然无法根治。这好比婴儿哭闹，你不问青红皂白，就直接用胶带封住嘴巴一样。婴儿哭闹可能是因为肚子饿了、尿布湿了，或是哪里疼痛，如果不细查原因，是无法真正解决问题的。

## 问题2 95%的高血压都找不到病因？

我认为治疗高血压时，首先要考虑的是："心脏为什么要这么用力？"我们可以从医学生理学来探讨，为什么动脉血的压力会升高（＝高血压）。动脉血的压力和两个因素有关，第一是心脏排血量，第二是周边阻力大小（详见图3-1），当心脏送出来的血量大，或是末梢血管的阻力变大时，就会导致动脉血的压力变大。换句话说，只要控制心脏排血量和周边阻力，就能有效控制动脉血的压力，心脏自然可以不必这么用力。

但要如何控制心脏排血量和周边阻力？让我们进一步了解导致心脏排血量和周边阻力变大的原因。所谓的心脏排血量，就是心脏输出的血液总量，量越多所产生的压力越高，而影响心脏排血量的因素，又可分为每次心跳送出的血量和心跳速率，其中每次心跳送出的血量与心肌的收缩力强不强、心室大小有关，而心跳越快、心脏输出的血液总量越大。

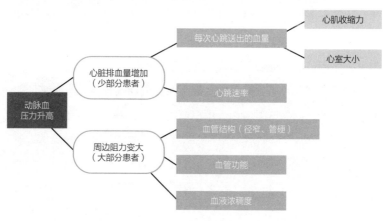

图 3-1　血压升高原理

至于周边阻力，则包含血管结构、血管功能和血液浓稠度。周边阻力越大，动脉血的压力也就越大，例如因硬化斑块或血栓而导致血管孔径变窄，或是血管太硬缺乏弹性、血液太浓稠（即民间常说的血浊）等，都会让末梢的血管周边阻力变大。

值得一提的是，大部分高血压都是由周边阻力太大所引起，自然医学从原因着手，改善血管结构、血管功能与血液黏稠度，因此效果非常显著。很多持续吃降压药物的人，在好好调养后，便可以慢慢停吃西药。

 陈博士小讲堂

### 疾病找不到原因？与"还原主义论"有关

目前西医将找不出原因的高血压列为原发性高血压，占高血压比例的 95%。事实上，不只高血压，当今被主流医学挂上"原因未明"的疾病很多，例如子宫肌瘤、肠躁症、自体免疫性疾病、癌症、多动症、自闭症、慢性疲劳症候群、纤维肌病、偏头痛、异食症、双相情感障碍、强迫症、耳鸣、梅尼埃病（美尼尔病）、白斑症、不孕等，数也数不完。现代医学知识如此发达，为什么还有这么多疾病查不出病因？主要在于西医看待疾病的角度，是从"还原主义论"出发。

所谓还原主义，就是认为复杂的系统、事物、现象，皆可通过层层分析，还原到单一要素。例如，目前在物理学上，最小的粒子是什么？科学家从分子、原子、质子、电子、中子，还可以继续分到夸克等，好像没有止境。在医学上，如果用还原主义论来分析病因，就必须分析到一个不可再分割的单元，而且不可以是多重单元。例如感冒，西医分析还原到"感冒滤过性病毒"层次，发现这种病毒就是感冒的病因。假如是腹部疼痛，就要通过各种检查，查出到底是盲肠炎、胆囊炎、胃溃疡还是宫外孕，必须还原到单一器官不可。然而，人体有许多问题是无法还原到一个不可再分割的单元的。例如，肠躁症明明是压力所造成的，但还原论者认为"压力"并非是一个不可分割的单元，所以不能把压力视为病因。胃溃疡也是如此，因此将幽门螺杆菌当作代罪羔羊。

刚才提到西医认为感冒的病因是病毒，从自然医学的角度看却有不一样的看法。如果病毒是感冒的病因，那么从理论上来说，接触到病毒的每一个人都应该发病，但是几十年前美国曾进行一个实验，结论却不是如此；他们到小学教室去喷洒链球菌，但无论怎么喷洒，都只有30%的学生会有感冒症状，其他70%的人则很健康。自然医学认为，感冒的主因在于免疫力下降，而不是病毒，病毒充其量是次要病因。如果免疫力够强，遇到病毒也不会感冒，这样解释才符合逻辑。不过，"免疫力"是一个抽象的综合体，包含白细胞、抗体、激素、睡眠、营养等复杂因素，所以主流医学不会将之视为"病因"。

我习医近30年来，始终秉持一个信念，那就是"事出必有因"，一个人会生病，一定有原因，绝对不可能"空穴来风"。我认为每一个高血压患者应该都可以找出病因，只是这个病因，并非一个不可再分割的单元，并且可能同时有好几个。自然医学和中医看待疾病，不受还原主义论的约束，可以从问题的根本着手，因此有不错的效果。我常常比喻说，西医治疗高血压的方式，就好像用汤匙吃面，虽然可以吃但效果不好，而自然医学和中医治疗高血压，就像用筷子吃面，因为用对了工具，所以能够事半功倍。

治疗高血压不能缘木求鱼，而应该釜底抽薪。高血压的成因很复杂，有多重因子，治疗方式当然也很多元。根据成因，自然医学的降血压策略大约可分成以下六种。

# 六大妙招，降压安全又简便

妙招1 补充纳豆激酶、抗氧化剂，有效疏通血管

当硬化斑块堆积在动脉管壁，导致血管孔径变窄时，就会导致心脏不得不用力压缩，而形成高血压。针对这个原因，只要疏通血管，血压自然能恢复平稳状态。至于疏通方法则与治疗胆固醇方法类似，建议补充以下三种物质：

1. 纳豆激酶：纳豆菌发酵的黏性物质——纳豆激酶能够溶解血栓，无论寒热体质皆适合，且效果比溶血栓药物更好。建议脑卒中、心肌梗死与心绞痛者定期补充，以疏通末梢血管并协助降低坏胆固醇。

2. 大蒜、山楂：一样具有溶解血栓的作用，但效果比纳豆激酶弱，且必须依体质选择，寒性体质者适用大蒜，热性体质者则适用山楂。

3. 抗氧化剂：具有抗炎的作用，如维生素 C、维生素 E、抗氧化水、儿茶素、天然黄酮、植物多酚、槲黄素、Ω-3 脂肪酸（以下简称 Ω-3）（鱼油、海豹油、亚麻籽油）等。氧化、发炎都是导致血管病变的重要因素，硬化斑块主要是血管发炎所引起的，而坏胆固醇会囤积在血管中是因为氧化，因此只要补充足够的抗氧化剂，就可有效疏通血管。其中，维生素 C 与维生素 E 不仅可以抗氧化，还可以让血管更有弹性，具有双重效果。

妙招2 银杏、镁和一氧化氮，可改善高血压和预防阿尔茨海默病

当末梢血管过度收缩时，就代表周边阻力变大，心脏必须更

用力才能将血液送到末梢，这时只要放松血管，心脏就可以不必这么用力，血压自然就会下降。有助于血管放松的营养品有：

1. 银杏：可放松末梢血管，并促进末梢血液循环，所以不仅有助于放松血管、改善因血管收缩所引起的高血压，还可预防阿尔茨海默病、阻止初期阿尔茨海默病恶化，并改善手脚冰冷的问题。

2. 镁：矿物质镁是放松血管、神经与肌肉的重要物质，比银杏的作用更广泛，我在美国诊所使用的杏镁方，就同时含有银杏和镁。如果没有杏镁方，只用氨基酸钙镁也有不错的效果，同时补钙又补镁。

3. 一氧化氮：早年认为一氧化氮（NO）对放松血管没有作用，但几年前科学家发现，血管管壁若有足够的一氧化氮，血管就能放松，所以不妨补充微量的一氧化氮。不过，如果直接补充一氧化氮，可能会因为剂量太高而产生毒性，再加上其半衰期很短，可能几秒钟内就转换成其他东西而失去效用，因此需要补充一氧化氮的前驱物。

目前西医使用的前驱物为硝基甘油，可有效转换为一氧化氮来放松血管。但因为硝基甘油还是有副作用，自然医学便改用精氨酸来替代。

精胺酸为氨基酸，也是蛋白质分解后的产物之一，无毒性也无副作用，在心血管疾病方面可以扩张血管、预防心绞痛、心肌梗死；在神经系统方面可增加脑部血流量，改善中老年人的学习力与记忆力；在免疫系统方面可加强免疫力，巨噬细胞在杀细菌、病毒甚至癌细胞时，利用的就是一氧化氮。此外，精胺酸还具有促进末梢循环、改善手脚冰冷、治疗痔疮、防止低密度脂蛋白胆固醇氧化、降低血小板浓稠度等诸多功能。

### 妙招3 排除体内毒素，降低血压

毒素累积在体内过多，也会导致血压升高；因为身体末梢存有毒素，会使周边阻力增加，且毒素还会被释放到血液中，导致血液变得浓稠。因此，排毒也是降血压的一个有效方法。以下是几种简单又有效的排毒方法，要进一步了解，可详阅《怎么吃，也毒不了我》一书。

1. 超级排毒配方：这是我在美国诊所经常使用的配方，含有 34 种营养素和草药，可有效活化肝脏，帮助排毒。
2. 断食：燃烧脂肪，排出脂溶性毒素。
3. 大量流汗：可帮助毒素从皮脂腺排出。
4. 现榨蔬果汁：具有排毒、抗氧化双重功效。

### 妙招4 虚症高血压，要补虚补气

许多中医师认为高血压以实症居多，一看到高血压，就用清热去火的药方，以"泻法"来治疗。但我十多年的临床经验却发现，虚症高血压的患者越来越多，这些人不能用泻法，反而要用"补法"，才能让血压恢复正常。

中医的治疗首先要辨别"阴阳虚实"，高血压患者由于体质不同，造成原因不同，也有虚实之分，一定要分清楚。中医治病，难得之处在于"同病异治"，也就是说同样一种病，不同的体质或有不同的症候时，治疗的方向大相径庭。虚症高血压不仅症状与实症不同（详见表3-2），治疗方式也完全不同，倘若虚症以实症方式来泻火，轻者无效，重者还可能会越治越严重。

表 3-2　虚实症高血压症状差异

| 类型 | 症状 | 常见饮食习惯 |
|---|---|---|
| 实症高血压 | 面红耳赤、讲话大声、精力充沛、脉象洪大、生气就可能脑卒中 | 大多饮食偏差、常大鱼大肉 |
| 虚症高血压 | 晚上睡不好、身体差、常感冒或易中暑、手脚无力、头晕、中耳循环不好（耳鸣、听力下降）、手脚发麻、肾上腺皮质醇不足、慢性疲劳等 | 过度操劳、饮食大多清淡、肠胃功能弱、可能营养缺乏 |

　　虚症高血压该如何治疗呢？基本上只要把握三大重点：

1. 充分的休息：治疗期间，把自己视为重感冒患者，先卧床休息几天，把过去透支的体力补回来。

2. 补充足够的营养：大量补充维生素 C 和综合维生素，如果身体很虚，还可搭配使用粉姜茶（粉光参＋生姜，可补充肾上腺激素）。粉光参就是花旗参，可以补气、补虚，在既有条件下，让身体发挥最大潜能。很多人认为高血压患者不能吃参，事实并非如此，我在临床上发现，参具有双向调节的功效，也就是高血压患者吃参可以降血压，低血压患者吃参反而可以提升血压。不过，高丽参为热补，花旗参为平补，高丽参吃多了，有些人的血压的确会升高，因此调节血压，以花旗参比较安全。但优良的花旗参很难买，美国威斯康星州所产的疗效最好，而且没有农药、化肥、重金属残留的问题，不过产量只占全世界的 5% 左右。

3. 治疗打鼾：可问枕边人或到医院的睡眠中心检测，如果有打鼾或确定有睡眠中止症，必须想办法改善，预防并发症。以下两种方式可供参考：

A.改用中央凹陷的特殊枕头：这种枕头可让颈部与脊椎保持水平直线，使呼吸道畅通，有效改善打鼾，而一般的枕头会架高头颅，使脖子弯曲，气道因此容易塌陷，打鼾就难以避免。只可惜，我目前在台湾还没见过这种枕头。手巧的读者，可以买一个普通枕头，参考右图缝制。

B.锻炼咽喉肌肉：在身体直立的情况下，仰头（约呈 45 度），张开嘴做吞舌头的动作，就会收缩咽喉的肌肉，不过这个动作并不容易学会。

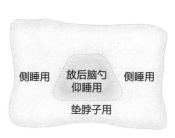

依图把"放后脑勺"的地方缝制出凹陷，可让颈部与脊椎保持水平直线

陈博士小讲堂

### 打鼾可能会引起虚症高血压，千万别忽视！

虚症高血压的表象为血压高，但若降到细胞组织的层次来看，则是因为末梢血液循环差，末梢组织无法有效进行气体交换与废物代谢，造成细胞缺氧；此时大脑为了让末梢组织获得足够多的氧气，就会下达代偿性命令，加强心脏的收缩力以增加血液输出量，这样就可以把更多血液送到末梢，改善缺氧，但也连带会造成血压升高。

这些年来，我对于虚症高血压有更进一步的认识。我发现，很多虚症高血压患者有打鼾习惯甚至睡眠中止症，打鼾是因为咽喉局部肥胖或肌肉松垮无力，导致呼吸通道比较塌陷，气体通过时发出鼾声。打鼾严重时，有时会停止呼吸达 15～20 秒之久，也就是所谓的呼吸中止，这时大脑会收到缺氧的信号，马上警觉，并下达命令，转一下头或突然大吸一口气，呼吸又恢复正常。如果反复发生睡眠中止，除了早上起床时会觉得没睡好之外（但又不知为什么没睡好），这种频繁的大脑缺氧状况，还会导致患者隔天的血压升高。我有好几位患者就是因为睡眠中止症而引起高血压，长期失控演变成阿尔茨海默病，所以不要小看打鼾这个小毛病。

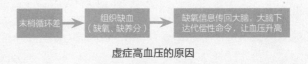

虚症高血压的原因

### 妙招5 高血压饮食原则，把握五少、二多、四分

高血压的人应该怎么吃？一般医师和营养师强调要少油少盐，但临床上我并不如此要求。

我认为现代人都在吃坏油，如果是好油，多吃也无妨。至于要不要少盐，则是因人而异；适度的盐对身体是有帮助的，而且许多研究证实，高血压患者降低盐分摄取，只有 30% 可获得改善，另外 70% 却没效果，所以要不要少盐，还有讨论的空间。除非是平时吃得太咸、经常外食、肾脏病患者或心肌梗死高风险人群才需要低盐。

既然不需少盐，那么饮食上该注意什么呢？很简单，除了我在本书提到的"陈博士饮食基本原则"之外，只要记住五少、二多、四分原则：

1. 五少：首先是少糖、少坏油。坏油是指氧化油和氢化油，不仅会使血液变浓稠、导致血管堵塞，还会引起身体发炎、癌症等问题，几乎所有慢病和坏油都有关系。此外，咖啡因、烟、酒，也应尽量避免。

2. **二多**：分别是蔬果多及坚果多。蔬果含丰富的纤维、维生素、矿物质，而坚果则富含天然好油，两者都是极佳的食物类别，可达到疏通血管、恢复血管弹性、改善血液浓稠等目的，有效降低血压。

3. **四分**：每一餐都要依据"食物四分法"来进食，也就是蔬菜、水果、蛋白质、淀粉各占四分之一。肉和淀粉会产生很多酸性代谢物，使得血液变得比较浓稠，所以一定要控制摄取量，运用食物四分法，就可以避免肉和淀粉摄取过多。

## 妙招6 减少环境过敏原，避免血压升高

人只要一接近过敏原与毒素，血压就会立即升高，因此要尽量避开。早期自然医学医师还会根据血压的即刻反应，来检测环境中是否有过敏原和毒素。

看到这里，相信很多人忍不住会问："高血压患者都要做这么多吗？"当然不是，以上是针对高血压的可能成因所列举的策略，而每个患者的患病原因可能都不相同，也可能不止有一种，应对策略当然不一样。有些人可能只要排毒＋补虚，有些人可能要疏通血管、放松神经，有些人则要改善缺氧的问题。最好的方式，当然是找有经验的医师进行专业诊断。

扫描回复"高血压"
教你一招降血压

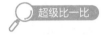 

## 高血压对策比较一览表

|  | 一般医师 | 陈博士自然医学 |
|---|---|---|
| 致病原因 | 认为 95% 原因未明，称之为原发性高血压 | 认为高血压一定有原因，只是原因可能复杂，并非单一因素引起 |
| 数值观测 | ● 正常血压 120/80 mmHg<br>● 高血压 140/90 mmHg | 同主流医学 |
| 治疗方式 | 运用各类降压药物，强制将血压降下来 | 共有六大妙招，每个患者须依自己的状况，弹性拟定不同的治疗计划 |

## 第 4 章

# 贫血的人，就要多补铁？

## 一定要破解的三个贫血问题

**问题1** 贫血的人，就要多补铁吗？

皮肤白皙的小珍平时虽然容易感到疲惫，但健康状况大致良好，只是每次月经来的时候，老是感到头晕，她原以为这是月经的正常反应，没想到体检后竟然发现有贫血问题。她开始认真考虑，是否要买铁剂或含铁营养品"补一下"？

美惠从小乖巧孝顺，高三那一年，因为母亲得了乳腺癌，全家开始吃素。过去 6 年来，她的体力一年比一年差，最近更是常头晕、疲倦、脸色苍白、手脚麻木，而且稍微运动就上气不接下气，心脏跳得很快。到诊所检验，发现血色素只有 8 mg /dL，平均细胞体积较大（MCV=110）。进一步检查后，确定是长期吃素引起的维生素 $B_{12}$ 缺乏型贫血。口服酵母形式的维生素 B 族 3 个月之后，血色素上升至 11 mg /dL，症状也全部消除。

常规的体检项目，一定会有血红蛋白检查，只要发现数值偏低，就表示有贫血问题。很多医生会直接建议患者多吃含铁食物，甚至还会开铁剂让患者服用。其实，这种做法并不正确。

## 铁剂过量，会有严重后遗症

为什么贫血不能随便补铁？因为造成贫血的原因有很多，不一定就是缺铁，如果身体不缺铁而补铁，后续会引发严重的问题。比方说，有个中学生成绩不好，妈妈立刻替他报名数学补习班，这明显是不对的，因为他很可能是语文、英语或其他科目成绩不好，补错科目只是浪费时间，甚至会拖累总成绩。

我用这个比喻是想告诉大家，贫血的类型有很多种，一定要搞清楚才能对症治疗。如果不缺铁还不断补充，过量的铁会刺激胃黏膜，造成胃溃疡、胃出血、组织缺氧、代谢性酸中毒，最严重的后遗症就是肝脏损伤、肾脏衰竭，甚至铁中毒，实验发现，只要超过 $3 \sim 10$ 克就会致命。

我在美国读医学院时，指导教授就一再强调，一定要确定缺铁才能补铁，否则就是严重的医疗事故，若引起纠纷，医师执照可能会被吊销。

但我在台湾听到很多贫血患者提起，医师建议他们补铁，但并未确诊是哪一种贫血。这种医疗建议很值得商榷，我仔细追查后发现，因为受限于看诊时间，很多医生认为：台湾女性贫血最常见的就是缺铁型，就先直接给予铁剂。复诊时若情况有改善，那就是缺铁性贫血；若没有改善，便再进一步检验。这种"用治疗来代替诊断"的方式，并非不可以，但是这种"治疗"如果可能有害，搞不好未蒙其利先受其害。

女性每个月的月经都会排出很多铁质，所以常有贫血问题，很多人因此不以为意，甚至把它当成月经症候群，而忽视了它所带来的健康警示。

轻度的贫血，症状非常轻微，只在运动后会有心悸、呼吸急促、头晕等症状。这是因为运动时耗氧量增加，红细胞的血红素携带氧气不足，所以就必须加快心跳、呼吸急促来补足氧气。如果是中度贫血，就连休息时也会有上述症状。若是严重的贫血，脸色会非常苍白、整天懒洋洋、常头晕、记忆力衰退、食欲不振、软弱无力、身体怕冷、低血压、胸痛、晕厥，长期严重贫血甚至会出现心脏衰竭而死亡。常见贫血症状详见下页图4-1。

贫血的原因有很多种，除了最常见的缺铁性贫血之外，还有维生素 $B_{12}$ 缺乏性贫血、叶酸缺乏性贫血、恶性贫血、地中海贫血、镰状细胞贫血、蚕豆症贫血、慢性出血导致的贫血、溶血性贫血，甚至肝病、肾脏病、甲低、酗酒、自体免疫性疾病、慢性感染、骨髓疾病、癌症、吃太多西药等，几乎近百种状况都会导致贫血。

所以，贫血是一个"可大可小"的问题，当体检发现血红素偏低时，一定要查明真正原因，彻底治疗，不可忽视。

问题3 贫血很多种，我是哪一种？

血红蛋白数值过低就是贫血。对此，主流医学和自然医学的看法差不多，通常女性血红素＜12 g/dL，男性血红素＜13 g/dL，就代表有贫血问题，应进一步检测确诊。不过在进一步检查前，我们可先从健诊报告中的 MCV（平均红细胞体积），了解自己可能属于哪一种类型的贫血。根据红细胞的大小，贫血可粗分为大细胞性贫血、正常细胞性贫血、小细胞性贫血三大类，详见表 4-1。

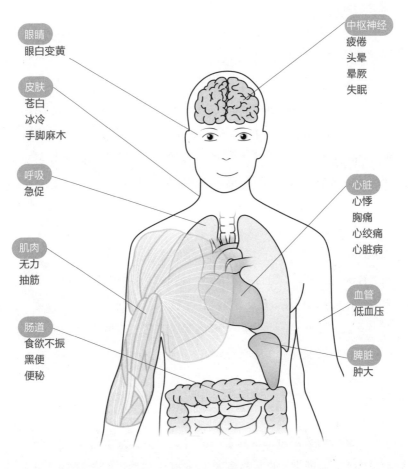

眼睛
眼白变黄

皮肤
苍白
冰冷
手脚麻木

呼吸
急促

肌肉
无力
抽筋

肠道
食欲不振
黑便
便秘

中枢神经
疲倦
头晕
晕厥
失眠

心脏
心悸
胸痛
心绞痛
心脏病

血管
低血压

脾脏
肿大

图 4-1　常见贫血症状

表 4-1　贫血的形态分类

| MCV（平均细胞体积） | 贫血形态种类 | 说明 | 常见异常原因 |
|---|---|---|---|
| MCV > 100 | 大细胞性贫血 | 红细胞比较大 | 1. 维生素 $B_{12}$ 缺乏<br>2. 叶酸缺乏 |
| MCV > 100 | 大细胞性贫血 | 红细胞比较大 | 3. 甲低<br>4. 药物引起的 DNA 合成异常<br>5. 肝脏疾病<br>6. 酗酒<br>7. 癌症化疗后 |
| MCV 80～100 | 正常细胞性贫血 | 红细胞大小正常 | 1. 急慢性出血<br>2. 慢病造成的贫血<br>3. 较轻微的缺铁性贫血<br>4. 怀孕<br>5. 溶血性贫血<br>6. 再生不良性贫血<br>7. 白血病、多发性骨髓癌、骨髓纤维变性<br>8. 肝硬化 |
| MCV < 80 | 小细胞性贫血 | 红细胞比较小 | 1. 较严重的缺铁性贫血<br>2. 慢病造成的贫血<br>3. 地中海性贫血<br>4. 维生素 $B_6$ 反应性贫血<br>5. 铁粒幼红细胞性贫血<br>6. 铅中毒 |

　　通过 MCV 的数值，虽然可大概了解自己的贫血类型，但千万不能"自己当医师"，因为贫血状况是非常复杂的。举例来说，怀孕也可能造成叶酸和铁的缺乏，但这与大球性的叶酸缺

乏和小球性的铁缺乏截然不同。临床上甚至还有 MCV 正常，但同时患有大球性贫血和小球性贫血，因为两者数值在平均后，MCV 的数值反而变成正常。所以当体检报告的 Hb、MCV 数值有异时，必须找血液专科医师，做进一步检查。图 4-2 的贫血进阶诊断树状图，是我在诊断贫血时的参考依据，有兴趣的读者也可参考。

# 缺什么就补什么，五大贫血类型保健法

确定自己的贫血类型后，如果是急慢性出血、内分泌异常、肝硬化、肾脏病等疾病引起，当务之急就是赶紧治疗，但若是因缺乏铁、叶酸、维生素 $B_{12}$ 等营养素引起，保健策略很简单，就是缺什么补什么，方法如下。

### 类型1 缺铁性贫血

近来的调查发现，中国台湾地区女性贫血患者有 70% 属于缺铁性贫血，症状有时并不明显，可能看起来脸色苍白、疲倦、蹲下后快速起立会头晕眼花，运动时会心悸或呼吸急促，严重时会出现指甲变凹、口角炎、胃炎，甚至有人会有异食症，如果在孩童身上，则可能造成黏膜脆弱、生长迟缓等状况，这是因为铁不够会导致身体某些酶素无法合成的缘故。若怀疑有缺铁性贫血，可做进一步检验，通常血清铁蛋白和血清铁会下降，全铁结合能力和红血球分布宽度会上升。

### 选择高效率的铁质来源

一般医师治疗缺铁性贫血的方法就是给予铁剂（通常是硫化

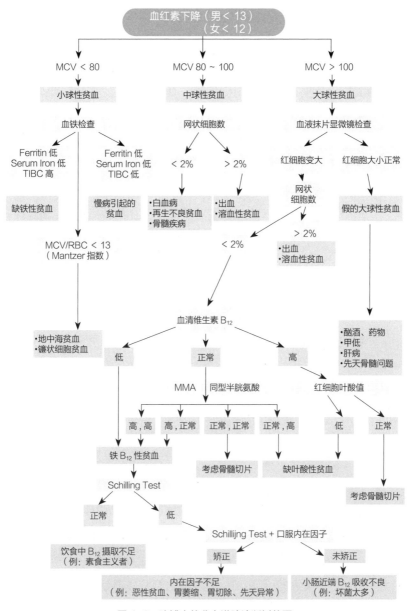

图 4-2 陈博士的贫血进阶诊断树状图

铁），但铁剂容易引起胃痛、恶心、便秘等副作用，一旦有这些不适症状，就会改用铁剂注射。因为一般铁剂必须先在胃里离子化，而铁离子对于胃肠有很大的刺激性，并且吸收效果相当不好。在我的美国诊所里，我不使用硫化铁，而是用氨基酸螯合铁或是酵母铁来替代，因为它们不需离子化，而且容易吸收，没有副作用，患者满意度非常高。酵母铁，是我最推荐的铁质补充方式，不但吸收率最高，而且相当可口，可打开胶囊把粉末倒入口中，慢慢随唾液溶解吸收。

至于食物方面，动物的肝脏和红肉是最佳的铁质来源，最容易被人体吸收，大约可达 20%～30%，至于植物里的铁则不易被吸收，最多只能吸收 3%～5%。

小时候常看的卡通影片《大力水手》，波派一吃菠菜就会变得很强壮，虽然卡通的用意是要鼓励小孩子多吃蔬菜，但在科学上是错误的，因为菠菜的含铁量在蔬菜中不算最多（根据卫福部网站，每 100 克菠菜含铁量 2.1 毫克，一般人认为很补血的红凤菜也只有 4.1 毫克，最补血的蔬菜是红苋菜达 12 毫克），更重要的是，蔬菜里面的铁必须经离子化才能被人体吸收，肉类和内脏的铁则不必经过离子化，是以血基质铁的形式直接进入肠壁细胞，结构上像极了氨基酸螯合铁。

从这里，我们可以得知，螯合铁、酵母铁、红肉里面的铁，在体内的吸收率较高，至于铁剂和蔬菜的铁吸收率则较低。

吃全素五年以上的人，我强烈建议每年都要抽血，检验血中铁质和维生素 $B_{12}$ 的浓度，因为这两种营养素在蔬菜中，一个是吸收率低、一个是完全不存在。必须定期检验并适量补充，否则极可能会有缺铁性和缺 $B_{12}$ 性的贫血。

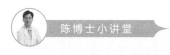 

### 怎么补铁最有效?

讲到铁,还有一个营养素很重要,不得不提,那就是维生素C。维生素C可帮助铁吸收,如果在餐中搭配一些酸性的水果,例如柑橘、芭乐、柠檬汁,或是同时补充维生素C营养品,就可以提升铁质的吸收率。

还有一件事要提醒,茶叶的单宁酸会和肠胃里的铁离子结合,影响铁质吸收,所以吃全素又爱喝茶,可能会加速缺铁性贫血的形成。我一直推荐冷泡茶,少喝热泡茶,就是因为冷泡方式比较不会溶出茶叶中的单宁酸和咖啡因,可以避免单宁酸刺激肠胃与妨碍铁质吸收,也可以避免咖啡因导致的过度兴奋。

### 异食症可能与缺铁性贫血有关

所谓的异食症,是因为身体缺铁或其他矿物质,导致口感产生变化,因而非常渴望吃到某些具有特殊味道或质感的"怪异食物",但这些怪异食物通常不是"食物",而是一些令人百思不得其解的"非食物",例如泥巴、黏土、沙子、粉笔、冰块。

一个人之所以突然想吃某种食物,通常有他的原因,比方说:缺乏维生素C时想吃酸的东西(例如发炎或感染时);肾上腺疲乏时(例如压力大时)喜欢吃咸的;或是女性在怀孕时,会受胎儿的影响而突然渴望吃某些以前不喜欢吃的东西,但生产过后,这种渴望就消失。我的临床经验发现,妇女每一次怀孕,会因为不同胎儿的需求或喜好,而渴望吃不同的食物。

从这个角度来理解异食症,我们可以合理推论异食症患者是因为身体急缺某种矿物质,或者受重金属的干扰而缺乏某种矿物质，或者大脑神经的不平衡，因而会不自主地想吃某些特殊物质，而这些物质通常都含有大量的矿物质。

目前主流医学将异食症归为精神科疾病，但我认为，治疗异食症应从矿物质缺乏和重金属过多的角度来思考，首先当然就是要检查是否有缺铁性贫血了。

## 类型2 叶酸缺乏性贫血

因叶酸缺乏而导致贫血的情况也不少，可能原因包含饮食中叶酸摄取不足、怀孕、哺乳、月经量大甚至血崩，或是因药物、肝硬化、胃溃疡、乳糜泻（celiac disease，一种白人常见疾病，小肠对麦麸严重过敏）、肿瘤等疾病引起。常见症状与缺铁性贫血相似，改善方式也很简单，就是补充叶酸。叶酸含量丰富的常见食物有深绿色蔬菜、麦麸、全麦、啤酒酵母、肝脏等，然而由于叶酸怕热，这些食物一旦经过烹煮，叶酸也被破坏殆尽，因此在临床上，建议通过营养品额外补充，通常我会建议直接补充酵母形式的 B 群，B 群里面含叶酸，其他的维生素 B 也都很重要，即使摄取过多，也没有毒性，可从尿液中排出，很安全又有效。

此外，补充叶酸要同时补充维生素 C，因为叶酸必须转换成亚叶酸才能被身体使用，这个转换过程需要维生素 C，所以只补叶酸不够，还必须补充维生素 C 才行。

## 类型3 维生素$B_{12}$缺乏性贫血

维生素 $B_{12}$ 缺乏原因有几种：首先是饮食中维生素 $B_{12}$ 摄取不

足，因为维生素 $B_{12}$ 的主要来源为肉类，所以吃全素的人很容易缺乏。其次是自体免疫性疾病，因为维生素 $B_{12}$ 需要胃壁细胞所分泌的内在因子才能被吸收，然而有些自体免疫性疾病会攻击自身的内在因子，进而导致维生素 $B_{12}$ 吸收不良。此外，还有胃酸缺乏、寄生虫、肠胃疾病（如克隆氏症、肠躁症、乳糜泻）也都会导致维生素 $B_{12}$ 吸收不良。

针对维生素 $B_{12}$ 缺乏，一般是通过口服补充 $B_{12}$，若吸收不佳，则改用打针。但我发现酵母形式的 B 群就有很好的效果。在食物方面，建议多吃含维生素 $B_{12}$ 的食物，例如肉类、酵母、蓝藻等。不过，若是由疾病所引起，必须同时治疗疾病，否则无法根治。

**类型4** 维生素$B_6$缺乏性贫血

维生素 $B_6$ 的缺乏原因较复杂也较严重，通常是疾病或遗传引起，且因为维生素 $B_6$ 缺乏会导致身体中的铁无法被置入血红素，只能储存在不成熟的线粒体中，造成铁的堆积，进而引发"铁粒幼红细胞性贫血"，这种情况相当严重，因此除了补充维生素 $B_6$，一定要找出病因积极治疗。

**类型5** 地中海贫血和镰状细胞贫血

地中海和镰状细胞贫血是一种先天的基因缺陷，造成红细胞形状扭曲，无法携带氧气。一般西医认为不可能改善，几乎没有什么特效药，不过自然医学却认为，通过锌、维生素 E、硒、天然黄酮、维生素 C 等营养素的补充，虽然不能治愈，但能补偿红细胞功能的不足，让既有的正常红细胞发挥最佳效能。

此外，中医对于这两种贫血有很好的治疗效果，只要运用补血活血的中药，如当归、川芎、芍药及生地即可。常用的药方是归脾汤和四物汤，可在既有的条件之下，提升红细胞的携氧功能而改善贫血症状。对于需要四物汤而不想花时间炖煮的现代人，四物醋是一种简便又可口的替代品。四物醋可在冬天加热水、夏天加冰块，喝起来很像酸梅汤，饭后小酌，既解油腻又养生。

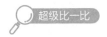 超级比一比

### 贫血对策比较一览表

| | 一般医师 | 陈博士自然医学 |
| --- | --- | --- |
| 数值观测 | ● 女性 Hb＜12 g/dL<br>● 男性 Hb＜13 g/dL | 和一般西医相同 |
| 治疗方式 | 有些医师只要验出血红素过低，就建议补充铁剂。我个人认为这种做法存在很大风险 | 应进一步检查，确定贫血类型 |
| 诊断建议 | ● 多吃含铁食物<br>● 若确诊，也建议补充缺乏的营养素 | 针对不同类型的贫血，提供天然保健对策 |

第 5 章

# 肝指数 OK ＝肝功能 OK？

## 一定要破解的三个肝病问题

**问题1** 肝指数越低越好？

　　事业成功的张先生，虽然从年轻时就得知自己有 B 型肝炎，却从来没有追踪检查，50 岁这年他首次安排了全身体检。发现肝功能异常，进一步检查后，竟已是肝癌第四期。

　　48 岁的李小姐，也是从年轻时就知道自己有 B 型肝炎，因此每年都会到诊所抽血追踪，这些年来她的天冬氨酸转移酶（AST）、丙氨酸转移酶（ALT）等肝指数一直忽高忽低，去年底却降到正常值。她原以为自己的肝功能变好了，却在今年进行超声波检查时，发现肝脏出现肿瘤，进一步切片检查后，确诊罹患肝癌。

　　肝脏是沉默的器官，因为它没有神经，不会通过疼痛发出警示。很多人一旦检查出肝脏有问题，常常已是肝癌晚期，所以对于肝脏这个器官，我们要格外小心，曾经患有乙型肝炎、丙型肝炎、酒精性肝炎者，每年都要详细检查肝功能，积极保持肝脏的健康，以免演变成肝硬化和肝癌。

AST 和 ALT 是肝细胞坏死时所释出的两种酶素，肝细胞坏死越多，肝指数就会越高。一般的检验标准认为肝指数应该＜40，因此只要降下来，很多人就以为状况好转了，有这样的想法是很危险的。因为，肝指数下降，除了可能是肝细胞修护后的结果，也可能是肝细胞已坏死到差不多的警示！因为肝脏如果坏透了，也就没有肝细胞能继续破裂来释放 AST 与 ALT，指数当然会降下来。所以长期肝脏发炎的人，肝指数突然降低时要小心，此时必须参考其他判断，如 AFP、GGT 以及腹部超声波。

### 肝指数下降，可能是肝脏已坏死！

我在美国就曾经遇到过一个真实案例：王小姐一直都有乙型肝炎的问题，肝指数居高不下，她购买朋友推荐的护肝营养品，吃了两个月以后，AST 和 ALT 都显著下降，只有 AFP 上升。她的营养师听到肝指数下降，很高兴地告诉她，这表示肝脏正在逐渐恢复。事实上，AST 和 ALT 下降而 AFP 上升，不仅代表肝脏可能已大部分坏死，还可能是肝癌的征兆。还好她及时告诉自然医学医师这个消息，我们才能赶紧帮她诊断，并做及时的正确治疗。

AFP（α-fetal protein，中文名为 α-胎儿球蛋白）是细胞快速分裂时所释放的一种蛋白，正常细胞不会分泌，只有胎儿细胞和癌症细胞才会如此快速分裂，且大量分泌，也因此 AFP 也可作为肝癌、肝脏发炎或其他癌症的一种诊断指标。

从上述案例，我要慎重提醒读者，身体有问题时，可以向护士、药师、营养师、亲友咨询，但是"诊断还是要交给医师"。上述案例中的营养师，虽然也是医疗相关人员，但毕竟没有受过医师训练，不一定了解各种检测与疾病之间的复杂关系，因此很容易误判。诊断是相当专业的工作，交给没有受过医师训练的人，是很冒险的，一旦误判，很可能错过治疗的黄金期。

 陈博士小讲堂

### 常见的五种肝病类型

台湾患乙型肝炎的人很多，因此一提到肝病，大多数人就会想到乙肝。事实上，常见的肝炎不只乙肝一种，仅从致病因素就可分成五大类型，见下页图 5-1。

❶ 病毒：因病毒攻击肝脏所引起的病毒性肝炎，如甲型、乙型、丙型病毒性肝炎等。

❷ 酒精：酒精会伤害肝脏，喝太多会造成酒精性肝炎。

❸ 自体免疫：自身的免疫系统攻击自己的肝脏，这种肝炎是一种自体免疫性疾病，近年来的发生率有逐渐攀升的迹象。

❹ 药物："是药三分毒"，大部分的西药，甚至有些中药都有肝肾毒性。当然，这种毒并不像戴奥辛或多氯联苯那么严重，但长期服用仍会造成肝肾功能受损。

❺ 脂肪肝：顾名思义就是脂肪囤积在肝脏里，造成肝脏发炎，严重时会演变成肝硬化；不过，脂肪肝是可以逆转的，这部分将于第 6 章中详细说明。

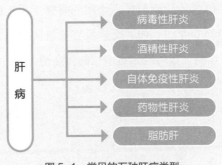

图 5-1 常见的五种肝病类型

## 问题2 为什么AST超标，而ALT正常？

AST 与 ALT 是肝细胞坏死时，细胞破裂所释出的酵素，那么为什么体检报告会出现一个正常而另一个超标？原因很简单，因为 AST 不仅存在于肝脏，也存在于其他部位，例如肌肉、心脏，而 ALT 则只存在于肝脏中。因此，如果是 AST 超标，除了肝脏，也可能是肌肉、心脏等其他部位在发炎；但如果是 ALT 升高，则十有八九是肝脏出了问题。换句话说，如果是肝脏问题，ALT 会比 AST 更敏感。

此外，一般认为，AST、ALT 的数值＜40 就算正常，但除了数值，其实还要注意两者之间的比值：

AST：ALT＞2：1，可能是酒精性肝炎或肝癌转移。

AST：ALT＜1：1，可能是病毒性肝炎、急性肝损害或是胆管梗阻。

值得一提的是：2013 年 3 月，我在一场加州的医学会议中，听到有专家建议将 ALT 的标准下调，正常值订为男性＜30、女性＜20。这个修正虽然尚未实施，但仍值得参考。

### 问题3 为什么黄种人特别容易得肝病？

根据统计，黄种人的肝很容易出问题，得肝炎的比率很高，即使接触到同样的肝炎病毒，黄种人的罹患率和死亡率也比白人高。为什么会这样？根据我的观察，我认为主要有四大因素，见图 5-2。

1. 吃太多黄曲霉素：2013 下半年暴发的假油事件，让很多人恍然大悟，原来花生油里根本没花生（芝麻油里面也没芝麻）。但即使是如假包换的花生油，也未必让人安心，因为就算是 100% 的花生油，也很可能存在黄曲霉素的问题。

   沿海地区潮湿，花生很容易发霉，不仅在常温储存时会滋生黄曲霉素，有时因农田排水不良，甚至在采收前就已经发霉。发霉花生所产生的黄曲霉素，会直接毒杀我们的肝细胞。不只是花生，其他五谷杂粮，像是芝麻、黄豆、稻米、小麦、红豆、绿豆等，在温暖潮湿的仓库里，统统有可能会发霉。肝细胞长

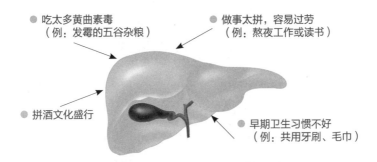

图 5-2　黄种人得肝病的四大因素

年受到黄曲霉素的侵害，若再遇到肝炎病毒，就比较难以招架。

2. **拼酒文化盛行**：黄种人很喜欢"拼酒"，不仅啤酒一罐一罐地灌，连高粱、威士忌等烈酒也是一杯一杯地干。很多人不知道，身体可负担的酒精量是很小的，一天喝一小杯啤酒（约240毫升），酒精还可从小肠代谢，超过的量就必须由肝脏代谢，此时就会耗损肝脏、造成肝脏额外负担。

3. **做事太拼，容易过劳**：人体需要足够的休息，晚上11点～凌晨3点，是肝脏最旺盛的解毒时间，这时一定要处在平躺状态，才能让肝脏发挥最大效果。然而，从黄种人的生活状态来看，很多人此时却还在熬夜读书工作。虽然勤劳是美德，却可能因太过操劳而伤肝。

4. **早期卫生习惯不好**：早期卫生习惯不好，是造成病毒性肝炎蔓延的主因，例如甲型肝炎是通过饮食传染，而乙型肝炎则是因共用针头、反复使用未消毒的口温计、成年人咀嚼食物喂食孩子、共用牙刷、共用毛巾等不良生活习惯所传染。如今，上述情形已有很大改善，但还是要提醒大家，台湾至少有300万的乙肝携带者，而乙肝病毒只要一点点就可以感染，且病毒在体外超过24小时还能存活，所以要特别注意。乙肝病毒是通过体液或血液感染，一定要避免病毒通过皮肤伤口或破损的黏膜而感染。

# 不可不知的四个护肝重点

**重点1** 肝指数OK≠肝脏OK，了解肝脏要"有一套"

肝指数降低不一定表示健康，还需参考其他检测，如 AFP、

GGT 和腹部超声波，这些检测具有什么意义？让我们来一一了解。

## 1. AFP

AFP 是细胞快速繁殖时所释放的一种蛋白，常被视为肝癌的参考指标。不过，正常细胞也会分泌 AFP，只是不会太多，正常值应＜ 20，一旦＞20 就要小心，若突然飙到 400 以上，95% 的概率是得了肝癌。

值得注意的是，约有三分之一的初期肝癌患者，他们的 AFP、AST 和 ALT 都在正常值内，因为有些初期的肝癌细胞虽然一直在增长，但肝细胞并不会坏死，所以数值正常。但如果 AFP 的数值逐渐升高，就一定有问题，尤其是快速升高时：例如 AFP 一开始只有 5，1 个月后增加至 10，再隔月又增至 20，这时 AFP 数值看似不高，却在短短一两个月快速攀升，就表示有细胞在快速增加中。这种状况一定要特别留意，详见表 5-1。

表 5-1　肝胆疾病初步区分表

|  | 胆道疾病 | 肝细胞疾病 | 轻微胆道阻塞 | 吉伯特氏症候群 |
|---|---|---|---|---|
| AST | 正常或微升 | 非常高 | 正常或微升 | 正常 |
| ALT | 正常或微升 | 很高 | 正常或微升 | 正常 |
| ALP | 非常高 | 正常或微升 | 升高 | 正常 |
| GGT | 非常高 | 正常或微升 | 正常或微升 | 正常 |

## 2. GGT，γ - 谷氨酰转肽酶

GGT 是一个常被忽视的指标，但它非常重要，因为 GGT 不是广泛型的酶素，仅存在肝脏和胆管里，当肝脏或胆管受到破坏时才会释放，所以对肝胆问题很敏锐，尤其是喝酒所引起的；如果 GGT 升高再加上 AST：ALT＞2：1，很可能就是酒精性肝炎。

## 3. ALP，碱性磷酸酶

ALP 主要由肝脏、骨骼、胎盘所制造，再由肝脏排到胆汁中。当胆汁排除的管道有障碍时，胆汁会回流至血液中，造成 ALP 上升，所以 ALP 常被视为胆管梗阻指标。

## 4. 腹部超声波

上述检验皆为抽血检验，但腹部超声波是通过检测器直接看到肝脏的质地及表面，以了解是否有发炎、肿块，可协助判断抽血指数所代表的意义。

### 重点2 不喝饮料、手摇杯，避免"果糖"毒害！

因蔗糖和葡萄糖会导致血糖快速升高，大家便以为果糖比较健康，甚至建议糖尿病患者用果糖代替蔗糖。这是非常严重的错误，因为果糖比蔗糖或葡萄糖更糟糕！

一般的葡萄糖进入人体后，可在任何细胞内"糖解"产生能量，它是食物，不必经过肝脏解毒。但果糖就不是这么一回事，除了精子和少数肠壁细胞可以燃烧果糖产生能量之外，果糖不能被人体细胞糖解，而且必须进入肝脏代谢。换句话说，果糖就像酒精一样，对身体而言都属于毒素，必须通过肝脏解毒。所以现

代科学家称果糖为"不会醉的酒精",既会成瘾,又会造成脂肪肝与肥胖。说来很讽刺,果糖和酒精同样有害身体,我们禁止未成年人喝酒,却允许小孩喝高果糖饮料。

果糖除了会增加肝脏负担,若囤积在肠道中,还会发酵产生毒性很强的"LPS 内毒素"来破坏肠壁细胞、造成肠壁破洞,之后毒素再从肠壁破洞进入血液,最后进入肝脏。此外,如果每日摄取果糖达 50 克,还会产生胰岛素抵抗,进而形成糖尿病,也会造成代谢症候群。而且肝脏在分解果糖时还会产生尿酸,并增加肝的氧化压力而引发痛风。

研究发现,每日摄取 60～70 克果糖,连续 10 周后将会导致甘油三酯、尿酸、GGT 和血压升高,内脏脂肪增加,末梢血管糖化,组织中脂肪的氧化增加,肝脏发炎以及肝细胞坏死等症状,详见表 5-2。

表 5-2　果糖摄取量所造成的影响

| 果糖摄取量 | 对身体造成的影响 |
| --- | --- |
| 每天食用 50 克 | 产生胰岛素抵抗 |
| 每天食用 60～70 克,连续 10 周 | <ul><li>甘油三酯、尿酸、GGT 和血压升高</li><li>内脏脂肪增加,末梢血管糖化,组织中脂肪的氧化增加,肝脏发炎以及肝细胞坏死等症状</li></ul> |

**披着甜蜜外衣的毒药**

仅是喝饮料,就会喝出这么多问题,当然必须忌口。不过,这并不容易。很多人自以为没吃果糖,殊不知果糖早已全面入侵我们的生活,全球皆是如此。因为果糖甜度高,是蔗糖的 1.73 倍;

加上果糖具有独特的风味、价格又便宜，早就成为许多食品的甜味剂首选。从可乐、沙士、果汁到茶饮等各式饮料，甚至是布丁、蛋糕、冰淇淋等甜品，几乎全都沦陷，就连现冲手摇的饮料店，大部分也都使用高果糖糖浆。

果糖兼具又香又甜又好喝又便宜的优点，是不折不扣的隐形杀手。我要特别提醒各位父母，不要让小孩喝太多果糖饮料，因为现代食品已经有很多添加剂，加上农药化肥、环境污染，肝脏早就疲于奔命忙着解毒，若再大量吃果糖，就会更加伤肝，况且果糖还会衍生一大堆问题。为了健康，市售饮料还是少碰为妙吧！

 陈博士小讲堂

### 想吃甜？你有更好的选择

天然水果中的果糖，对身体的负担不大，因为水果富含膳食纤维、各种维生素、矿物质、植物营养素等，可以制衡和抵消果糖的副作用，而且水果中的天然果糖浓度，远低于人造果糖。

目前市售果糖大都是以玉米淀粉等制成，成分通常会标示为高果糖糖浆。另外，超市热卖的玉米糖浆，以及有机店贩售的仙人掌糖浆，也都是果糖，消费者常误以为这些是好糖，其实不然。

与其用果糖，不如使用传统的糖，例如蔗糖（砂糖、冰糖）、黑糖、糖蜜、蜂蜜等，通常越粗糙越原始的糖，所含的矿物质与维生素越多，越没有害处。糖尿病患者以及怕胖的人则可以用优质代糖，例如木糖醇、木寡糖、果寡糖、异麦芽寡糖、甜菊萃取等，但要避免阿斯巴甜、糖精、蔗糖素等不好的代糖。

不过，即使是蔗糖或蜂蜜，也不可以放纵地吃，因为蔗糖在体内会分解成葡萄糖和果糖；很多人以为自己不爱吃糖，事实上吃下的糖，远比自己所知的还要多。例如，1 罐 355 毫升的可乐就含 8 颗方糖；2013 年夏天，全台刮起一股"黄金比例翡翠柠檬茶"热潮，但是宣称使用天然原料的黄金比例却很不健康，1 杯"翡翠柠檬茶"竟含有 15 颗糖，而且只有少数店家是以纯蔗糖调制，过半数店家都是使用转化糖浆或混合果糖。

为了健康就要少吃糖，果糖更是碰不得。最简单的方式，就是戒除饮料，改喝抗氧化水。

## 重点3 草本排毒配方，让病毒不作怪

患有病毒性肝炎、酒精性肝炎、自体免疫性肝炎或是胆囊切除的人，除了配合医嘱之外，还必须长期积极保护肝脏，以免衍生肝硬化或肝癌等严重并发症。到底该怎么做呢？我在美国诊所会使用一种草本排毒配方，里面有四种草药，分别是奶蓟子、姜黄、朝鲜蓟及胡黄连，可以保护肝脏，让病毒不作怪、肝细胞不发炎；这些都是很温和的天然草药，长期服用也不必担心副作用。

如果没有明显肝病，只是肝指数略微上升，或是体内毒素偏多，就不需用这四种草药，只要用"超级排毒配方"即可。这个配方里含有维生素 A、B 群、C、D、E、钙、镁、锌、硒、铬、奶蓟子、姜黄、肌醇、绿茶、硫辛酸等 34 种可帮助肝脏代谢的营养素与草药，可以活化肝脏解毒功能。

患有肝病的人，若使用草本排毒配方加上超级排毒配方，可达到更全面的效果，通常能把肝指数控制在安全范围之内，让肝脏处在最佳状态。

不仅有肝病的人要护肝，我也会强烈建议胆囊切除者积极护肝。一般医师认为胆囊的功能只是储存胆汁，即使切除也不会影响肝功能。但是我在临床发现，胆囊切除后，肝通常会出问题，而且由于没有储备胆汁可用，会使脂肪消化不良，最常见的自我察觉症状是油便。因此，胆囊切除者除了一辈子要使用4种草药积极护肝，还要在脂肪摄取稍多的餐点后，补充脂肪酶营养品，以帮助食物中的脂肪消化。

陈博士聊天室

## "没用的器官"出了问题，不如除之而后快？

有些医师认为胆囊、盲肠、扁桃体是累赘的器官，切除后不会对人体产生太大影响，甚至认为如果不想生小孩，子宫也算是没用的器官，所以上述器官只要一出问题就会建议切除。但是，这些器官真的是没用、多余的吗？所谓"天生我材必有用"，每个器官之所以存在，一定有它存在的必要性。

以子宫为例，过了生育年龄的女性，子宫一旦长了肌瘤或是肿瘤，多数医师就会建议摘除子宫。这样真的不会有后遗症吗？我在临床上发现很多女性在摘除子宫后，每个月都会固定有一段时间浑身不舒服。我的解释是，子宫对于激素来说，属于标靶器官，它有很多受体，负责接收黄体素、雌激素等激素的信号，一旦子宫切除，这些激素便会漫无目标地在血液中乱窜，引起失衡现象。

另外，扁桃体也是一个看似没用，实际上很重要的器官。很多小孩常患有扁桃体炎，医师就索性切除扁桃体，看似一劳永逸，却因此埋下肺炎的祸因。因为，扁桃体就像是在呼吸道守大门的卫兵，若把卫兵撤掉了，病毒与细菌从此就可直捣黄龙，所以切除扁桃体后，虽然不会再得扁桃体炎了，但一有感染，病菌却可能直接进入肺部，造成肺炎。

盲肠也是身体的卫兵，属于在消化道守护后门的卫兵，它位于小肠和大肠的交界处，大肠的坏菌一旦侵入小肠，盲肠首先发难，就会造成盲肠炎（正确名称是阑尾炎）。切除盲肠后，虽然不会再有盲肠炎，却少了一个可以发布警示的卫兵。

所以说，没有哪个器官是"没用"或是"累赘"的，当它们出现问题时，就是身体在对我们发出警示，应当好好治疗，千万不要随意割掉。

## 重点4 善用抗氧化剂，活化肝功能

不论是环境中的毒素还是饮食中的农药、重金属，都是以自由基的方式在破坏肝细胞，所以如果在饮食中大量摄取新鲜有机蔬菜水果，或是补充抗氧化剂、多喝抗氧化水，都可以中和自由基，达到保护肝细胞的目的。抗氧化剂使用得当，肝炎患者可以很快恢复体力、改善症状。

最常见的抗氧化剂不外乎维生素 C 和天然黄酮，广泛存在于未经烹煮的新鲜蔬果中，习惯把蔬菜煮得很熟，或是蔬果吃得少、常吃油炸食物的人，我会建议大量补充维生素 C 和天然黄酮。对于肝脏正在发炎的人，则要使用较高剂量的维生素 C，例如每天 6 克、9 克、12 克，甚至更高。

硫辛酸是超强的抗氧化剂，除了可以还原维生素 C 和维生素 E 之外，临床上对于急性和慢性的肝炎，有非常显著的效果。我建议使用天然硫辛酸，而不要用人工硫辛酸。抗氧化水兼具中和自由基和冲刷代谢废物的双重效果，可以加强肝脏解毒和肾脏排毒的功能，但饮用量必须充足。

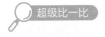超级比一比

肝指数判断对策一览表

| | 一般医师 | 陈博士自然医学 |
|---|---|---|
| 数值观测 | ● GOT、GPT ＜ 40<br>● AFP、GGT、ALP、腹部超声波 | 和一般西医相同，自然医学还有其他的检测，例如功能性医学肝功能检查 |
| 治疗方式 | 病毒型肝炎（如 B 肝）：给予抗病毒药物（干扰素） | ● 使用草本排毒配方或超级排毒配方，保护、活化肝脏<br>● 补充抗氧化剂，例如天然硫辛酸、大量维生素 C、多喝抗氧化水 |
| 诊断建议 | 酒精型肝炎：戒酒 | ● 优质睡眠、食物四分法，用花旗参提升体力与免疫力<br>● 更多诊断建议请见《发炎，并不是坏事》《怎么吃，也毒不了我》 |

扫描回复"肝脏"
学习护肝要点

第6章

---

# 只有肥胖的人，才会有脂肪肝？

## 一定要破解的五个脂肪肝问题

问题1 **不吃肉、不吃油，就能改善脂肪肝？**

"脂肪肝！要不要紧啊？"员工年度体检结果出炉，30 岁的王先生看着自己的报告，红字写着"脂肪肝"，不禁发出疑问，同时也暗自决定从今天起不吃油、不吃肉，每天还要上健身房运动两个小时。

"我也有耶！怎么会这样？"一旁的吴小姐出声回应，她感到很纳闷，不明白吃素而且身材标准的自己，怎么也会有脂肪肝？她忍不住询问其他同事，没想到同部门的人竟有近半数都有脂肪肝！

台语把脂肪肝形容为"肝包油"，也就是肝脏囤积了太多脂肪。脂肪肝是第 2 常见的肝病，仅次于病毒性肝炎。根据统计，每 3 人可能就有 1 人有脂肪肝，而有糖尿病及肥胖问题者，脂肪肝的发病率更高达 50%～70%。此外，2013 年肝病防治基金会针对 9000 位上班族进行肝脏健康状况调查，发现罹患脂肪肝的比例高达 43%，其中男性上班族更高达 49%。

很多人听到脂肪肝，第一个反应就是认为自己吃了太多脂肪，所以要少吃油、少吃肉，甚至进行断食，或是每天努力运动，殊不知错误的断食（少吃）、运动，或者突然不吃肉、不吃油，可能会让脂肪肝变得更严重。之所以会如此，必须从"脂肪为何会囤积在肝脏里"说起。

### 脂肪为何会囤积在肝脏里？

为了方便读者了解脂肪肝的来龙去脉，我特别制作了简单的脂肪肝博览图，详见图 6-1。从图中可以看到，饮食中的脂肪在消化吸收后，会变成游离脂肪酸进入肝脏，然后在肝脏中转变为脂肪酸，进而转化为甘油三酯、胆固醇酯、磷脂质或氧化成酮体排出（其中甘油三酯必须再与 APO 蛋白结合变成脂蛋白后才能排

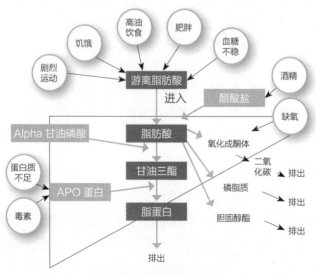

图 6-1　脂肪肝博览图

出）。也就是说，脂肪进入肝脏是正常的，不过它必须有进有出，如果进入比排出多，当然就会囤积在肝脏里。

什么情况会导致进入比排出多呢？首先是进入肝脏的游离脂肪酸太多，而游离脂肪酸暴增的原因，除了一般人所熟知的高油饮食外，还有突然剧烈运动、饥饿、血糖不稳以及肥胖等。因为突然运动消耗太多热量、突然没有进食或血糖不稳定，会使身体产生危机感而设法储存能量，导致游离脂肪酸大量进入肝脏储存；而血糖不稳或腰腹脂肪太多，则会促使胰岛素不断分泌，不仅会促使血糖进入细胞，同时还会刺激肝脏储存肝糖和脂肪。

此外，不吃肉会导致蛋白质不足，断食时身体会释放毒素，两者都会影响 APO 蛋白，进而导致脂肪酸所形成的甘油三酯无法顺利转换成脂蛋白排出，于是只能以甘油三酯的形态继续储存在肝脏中。所以对有脂肪肝的人来说，断食（少吃）、不吃肉和突然开始剧烈运动，反而会使脂肪肝的问题更加严重。

**问题2** **只有肥胖的人，才会有脂肪肝？**

很多人以为肥胖的人才会有脂肪肝。肥胖的人容易有脂肪肝，但脂肪肝并不是肥胖者的专利。许多瘦人因饮食、生活习惯和环境不佳，以及慢病和药物的关系，也会有脂肪肝。

### 淀粉吃太多也会有脂肪肝

首先在饮食方面，除了高油饮食和蛋白质摄取不足外，摄取过多酒精也会引起脂肪肝，因为酒精在进入人体后会变成醋酸盐，然后于肝脏转变成脂肪酸。

调查发现，常喝酒的人有 75%～95% 有脂肪肝，约有 20% 会转变成肝硬化，这当中有许多人甚至没有罹患乙肝、丙肝或酒精性肝炎，而是直接从脂肪肝变成肝硬化，由此可见酒精对肝脏的伤害性是非常直接的。

其次要注意生活习惯。先前已提到，饥饿和剧烈运动都会启动身体的危机应急机制，促使肝脏储存脂肪，所以如果三餐时间不稳定、经常暴饮暴食、常为减肥而节食，或是平常不运动、一旦运动就要"挑战极限"，也都会引起脂肪肝。

此外，爱吃淀粉食物的人也容易有脂肪肝。大家都知道油吃太多会导致脂肪肝，却不知道饭吃太多，甘油三酯一样会升高，一样会形成脂肪肝，因为淀粉在体内会转换成脂肪；很多吃素的人，即使吃得并不油腻，却还是有脂肪肝，原因就是饭面等淀粉吃太多。

如果你三餐都吃得很清爽，少油少肉也常吃蔬果，却还是有脂肪肝，这时不妨注意一下，是否经常吃饼干、面包，因为它们的主要成分就是淀粉和油脂，吃多了当然很容易有脂肪肝。

### 环境毒素易导致脂肪肝

在环境方面，如果环境中有太多毒素，肝脏每天都得努力解毒，迟早会出问题，其中之一就是脂肪肝。此外，如果经常处于缺氧状态，像是长期在空气不新鲜的地方工作、生活，也要小心。因为脂肪酸必须有足够的氧才能氧化成酮体而排出肝脏，一旦缺氧，就少了一个排出管道。

至于慢病和药物，也会引起脂肪肝，例如糖尿病早期的胰岛素抵抗，会刺激肝脏大量储存肝糖和脂肪。因此，若脂肪肝是因疾病引起，就得从治疗疾病着手，从根本上去改善才行。

问题3 哪些人容易有脂肪肝?

哪些人容易有脂肪肝呢？如果你有以下情况，就得特别小心，详见表6-1。

表6-1　脂肪肝的高风险人群

| 脂肪肝高风险人群 | 状况说明 |
| --- | --- |
| 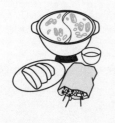 | **肥胖、脂肪过高**<br>研究显示，重度肥胖者有61%～94%会有脂肪肝，怎样算重度肥胖？通过BMI值即可得知：<br>BMI=（体重）kg/（身高）m²<br>BMI＞23 过重<br>BMI＞25 轻度肥胖<br>BMI＞30 重度肥胖 |
| 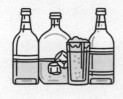 | **高油饮食、喜欢吃油炸食物**<br>例如：麻辣锅、盐酥鸡、炸猪排等 |
| | **经常喝酒**<br>以啤酒来说，一天不可超过240毫升，因为超出的部分必须靠肝脏来代谢。若是烈酒，就更应少量 |

第6章　只有肥胖的人，才会有脂肪肝？　107

| 脂肪肝高风险人群 | 状况说明 |
|---|---|
| 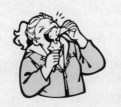 | **X 症候群（代谢症候群）**<br>肥胖和胰岛素抵抗会导致脂肪肝，而代谢症候群的症状包含肥胖和胰岛素抵抗 |
| 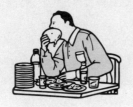 | **饮食习惯不佳**<br>如三餐时间不稳定、经常暴饮暴食、常为减肥而节食、偏食、饮食中缺乏蛋白质 |
| 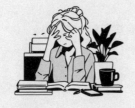 | **久坐办公室、少运动的人**<br>不运动的人容易有脂肪肝，而平常不运动、一运动就很剧烈的人，更容易有脂肪肝 |
| 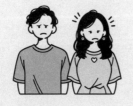 | **慢病**<br>肝炎、慢性肝病、糖尿病患者很容易有脂肪肝，尤其是糖尿病患者，罹患脂肪肝的发病率可达 50% |

**问题4** 脂肪肝会怎样?

脂肪肝会变成脂肪性肝炎,最后发展成脂肪性的肝硬化。要特别提醒的是,由于脂肪在身体中会被白细胞认为是外来物质而发动攻击,所以脂肪囤积会诱发发炎反应。我在《发炎,并不是坏事》中曾提到,发炎失控是百病之源。因此,脂肪的控制非常重要。世界上的长寿村,几乎没有人是肥胖的,虽然瘦的人不一定长寿,但长寿的人一定不会胖。所以,想要健康长寿,第一个条件就是不能太胖!

**问题5** 脂肪肝有什么症状?

肝脏没有神经,所以无论是脂肪肝还是其他肝炎,甚至肝硬化,都不会疼痛,一旦感觉有异样,病情往往已相当严重;即使到了肝病晚期,会感觉到肝区隐痛,也不是肝脏在痛,而是肝脏肿大后压迫到周遭的肋间神经或邻近器官所引起的疼痛。

当然,即使肝病的症状不明显,还是有迹可循,常见症状有:

1. 消化道不适:如食欲不振、腹胀、一直打嗝、恶心、呕吐等,少部分会出现脾肿大。

2. 精神状态:身体乏力、容易疲劳。

3. 体重减轻。

4. 肝区不适:如肝区隐隐作痛。

5. 蜘蛛痣、肝掌:所谓的蜘蛛痣,就是痣的旁边有放射型血管,而肝掌就是手掌变黄。

无论是脂肪肝还是其他肝病,初期都没有症状,最多只是偶尔感到疲累,一旦出现"有感"症状,问题多半已相当严重。所以,我建议定期做全套肝功能检查,才能确保肝脏健康。

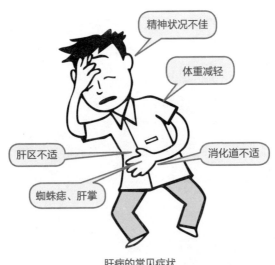

肝病的常见症状

# 不可不知的三个脂肪肝治疗法

**方法1** 补充"疏肝因子"，帮助肝脏排出脂肪

患有脂肪肝怎么办？首先你得先确诊，了解自己是单纯的脂肪肝，还是由其他肝炎所引起？这两者的治疗方法并不相同。如果是单纯的脂肪肝，第一步得先"除去病因"，你可从"脂肪肝的高风险人群"一表中，找出自己的病因，若为高油、高淀粉饮食者，得先调整饮食习惯；若是常喝酒的人，就必须戒酒。唯有从根本上除去病因，才能避免脂肪继续在肝脏囤积。

此外，我们还可以运用营养素与中草药来助肝"排脂"，像是维生素 $B_6$、维生素 $B_{12}$、胆碱、绿茶、碘、镁、蛋氨酸、儿茶素、蒲公英根、牛蒡根等；这类成分在自然医学里称为 lipotropic factors，中文翻译为"疏肝因子"。若再搭配我在第5章所提到的超级排毒配方或草本排毒配方，可活化肝脏机能；或是再补充综合抗氧化剂，如天然硫辛酸（R-ALA）、维生素C、槲黄素、维生素E、儿茶素、乙酰半胱氨酸（NAC）等，则可促进线粒体功能，控制发炎、防止肝细胞坏死，让肝脏更快恢复健康。

### 方法2 缓和的有氧运动，促进肝脂肪消退

先前提到，剧烈运动会使脂肪肝恶化，但是不运动也一样，所以我们必须缓和地运动，尤其是低强度、长时间的有氧运动，可有效降脂减肥、促进肝内脂肪排出，例如骑脚踏车、健走、缓和上下楼梯、打羽毛球、跳绳、跳舞和游泳等。

脂肪肝患者可根据运动后的劳累程度和脉搏跳动次数选择适当的运动量，如果运动后有轻度疲劳感，但疲劳感会于10～20分钟后消失，不会影响食欲和睡眠，就说明运动量是合适的；若运动后感到十分疲乏、四肢酸软沉重、乳酸堆积、头晕，甚至还会影响食欲与睡眠，那就表示运动太过剧烈。

### 方法3 搭配中药、针灸，加强肝脏消脂

中医在脂肪肝的治疗上也有相当的效果，依症状可选用不同中药配方与针灸穴位。中药方面可考虑柴胡疏肝散、逍遥散、香砂六君子汤、一贯煎或桃红四物汤；针灸则可考虑太冲、行间、腹哀、大包、章门、其门、日月等穴位。不过，如想搭配中医调理，一定要找专业的中医，不可自作主张配药服用。

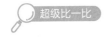
超级比一比

脂肪肝对策比较一览表

| | 一般医师 | 陈博士自然医学 |
|---|---|---|
| 确诊方式 | 经超声波检测确诊脂肪肝，但通常不会进一步详查病因 | 确诊脂肪肝后，会进一步详查病因 |
| 治疗方式 | 目前无确定有效的脂肪肝人工药物 | • 单纯脂肪肝，可给予疏肝因子帮助肝脏排出脂肪，可使用超级排毒配方与草本排毒配方，或补充硫辛酸和维生素C等抗氧化剂<br>• 若是由疾病引起，则积极治疗该病 |
| 诊断建议 | • 少吃高油食物<br>• 均衡饮食<br>• 减重<br>• 运动 | • 调整饮食、生活习惯．<br>• 去除环境毒素<br>• 改善空气质量<br>• 缓和的有氧运动<br>• 中医调理 |

## 第7章

# 混浊尿=蛋白尿=肾亏?

## 一定要破解的五个尿蛋白问题

问题1 有蛋白尿，就要少吃蛋白质食物？

50 岁的黄太太发现自己有高血压的症状，因此赶紧去做了健康检查，结果除了血压不正常，尿蛋白检测也出现了（＋）号，医师建议她要定期追踪检查肾脏状况，同时要多吃蔬菜水果，少吃鱼、肉、蛋等蛋白质食物。

55 岁的李先生近来发现尿液变得混浊、有泡沫，让他十分忧虑，担心自己是不是"肾亏"了，但为了面子又不想就医，就从广播电台买了补肾中药来吃，希望借此改善"肾亏"问题。

看诊十余年来，很多患者告诉我，他们的尿蛋白检测出现（＋）号，也就是尿液中有蛋白质，因此医师要他们少吃鱼、肉、蛋等蛋白质食物。每当我听到这种事情，总是摇摇头，因为这种做法无疑是因噎废食，不能解决问题。

尿蛋白检测出现（＋）号的原因很多，除了疾病之外，可能是站太久、没睡好、太劳累等生理性因素，也可能是尿液受到分泌液、血液、浓汁、细菌污染所造成；况且，就算是由疾病引起，不同的肾脏疾病对蛋白质有不同需求，有时反而要多吃蛋白质。例如，肾病综合征或洗肾患者，蛋白质从尿液中大量流失，对于蛋白质的摄取量反而要比正常人多，以补充流失的蛋白质，减轻水肿、增进身体的抵抗力。至于肾脏急性发炎出现氮质血症，或早期肾功能不全，则必须适度限制蛋白质的摄取，以免增加肾脏负担、加速肾功能恶化。慢性肾炎发展到晚期（尿毒症的阶段，但尚未洗肾的患者），则必须采取高品质的低蛋白质饮食，此时蛋白质不能吃太多，要吃高品质蛋白质。所以，为了避免蛋白尿就限制肉、蛋等蛋白质食物的做法是错误的，是以偏概全的，绝对不要糊里糊涂就吃错了。一旦验出蛋白尿，一定要进一步弄清楚原因，再来决定是否需要减少或增加蛋白质的摄取量。

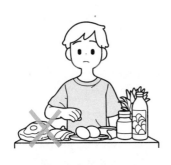

蛋白质是人体必需营养素，如果因为验出蛋白尿就限制肉、蛋等蛋白质食物，就像小孩吃东西很容易噎到，所以不让他吃东西一样，是不对的

 陈博士小讲堂

### 什么是"高品质蛋白质"？

蛋白质是由氨基酸所组成，而高品质蛋白质就是"所含氨基酸的比例"合乎人体需求，而且容易被吸收。一般来说，动物性蛋白质比植物性蛋白质好，因为它含有人体所需的22种必需氨

基酸；植物性蛋白质的氨基酸较不完整，例如五谷中的稻米蛋白缺少离氨酸，黄豆蛋白缺少甲硫氨酸，所以吃素的人一定要同时摄取豆类和五谷类食物，才能获取完整的氨基酸。当然，所谓的高品质还必须是没有毒素或有害物质，因此要慎选食材，除了尽量选择有机栽种，也要避免煎、炸等会使蛋白质变质的烹饪方式。

 陈博士小讲堂

### 蛋白质应该吃多少？

肾脏问题有很多种，每一种对蛋白质的需求都不一样，甚至会完全相反。那么，到底要吃多少呢？无论健康的人还是肾病患者，都可以体重来计算每天所需的量，例如健康的人每公斤体重需摄取 0.6～0.8 克的蛋白质；若是因尿毒症而洗肾的患者，由于蛋白质大量从尿液中流失，摄取量必须增加，每公斤体重大约需 1.2～1.5 克。不过，切记每一种病况的需求量可能不同，还是要请有经验的专家给予正确的建议，详见表 7-1。

表 7-1　不同族群的蛋白质建议摄取量

| 族群 | 蛋白质建议摄取量 |
|---|---|
| 健康者 | 每公斤体重需摄取 0.6～0.8 克的蛋白质。<br>例如：60 公斤的成人，每天需摄取 36～48 克的蛋白质。 |
| 洗肾患者 | 每公斤体重需摄取 1.2～1.5 克的蛋白质。<br>例如：60 公斤的成人，每天需摄取 72～90 克的蛋白质。 |

**问题2** **尿中有蛋白，没什么大不了的？**

错！身体的机制应是将食物中的大量营养素（淀粉、脂肪、蛋白质）尽量保留在身体中，而不是排出体外，就好比猎人打猎很辛苦，当猎人为了填饱肚子，好不容易抓到猎物了，怎么可能轻易放走？所以，健康的人，尿液中应该只有身体不要的代谢物或毒素，而不该有蛋白质之类的营养素，若尿中含有大量蛋白质，就代表身体可能出现问题，<u>应立即追踪检查</u>，进一步了解蛋白尿的成因。

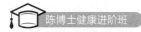
陈博士健康进阶班

### 认识身体的过滤网——肾脏

肾脏负责过滤全身的血液，把有用的物质保留在血液中，而把无用的废物或毒素从尿液中排出。人体的肾脏有2个，位于腰部，一左一右，但不是对称的，而是一高一低，是人体构造的少数特例。一般成双的器官，如眼睛、耳朵、牙齿、手脚等，都是对称的，但为什么肾脏会一高一低呢？这是因为人的肝脏长在右边，会把肾脏稍微挤下去，所以右肾的位置会比较低。

肾脏的过滤机制相当重要，也非常精密，肾脏是如何完成留下精华、排出糟粕的重要使命的呢？

首先，当血液流过肾脏时，肾小球里面的微血管密布如筛网般，管壁细胞有不同的滤孔，可把分子较大的蛋白质颗粒或细胞留在微血管内，而把分子较小的物质滤到微血管外，这属于机械屏障。另外，这些微血管壁带有负电，而蛋白质分子也是带负电的，所以会彼此相斥，让蛋白质不会穿越微血管，好比磁铁同性相斥的原理一样，这种设计属于电荷屏障。人体就是这么奇妙，依靠这两种屏障，可以达到双重保障，将蛋白质这种宝贵的营养素保留下来。

虽然大分子留下来了，但小分子还是会漏过去，怎么办呢？没关系，不小心通过肾小球的营养素，后头还有肾小管负责回收，只有血液中不要的物质，才会被送到尿液排出体外，整个过滤过程精密且无遗漏。然而，如果肾小球或肾小管受损，就像捕鱼的渔网破了洞，就会有"漏网之鱼"。肾脏如果因为发炎或其他因素受损，自然无法达到该有的过滤效果，便会造成体内的蛋白质大量流失至尿液中，而形成蛋白尿。

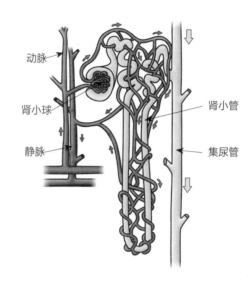

动脉

肾小球

静脉

肾小管

集尿管

肾小球和肾小管结构图

表 7-2　肾脏的作用机制

| 肾小球 | 机械屏障（具有孔径） | 内层：内皮层 | 阻挡血球，不让血球通过肾小球 |
|---|---|---|---|
| | | 中层：肌膜层 | 阻挡大分子蛋白，不让大分子蛋白流失 |
| | | 外层：上皮层 | 通过内层、中层的营养素皆会被上皮层阻挡住，不让这些营养素随尿液排出 |
| | 电荷屏障 | | 过滤膜与大多数的蛋白质都带负电，所以直径小于过滤膜孔径的血浆蛋白，因同性相斥的原理，无法通过肾小球屏障而被送回体内循环 |
| 肾小管 | 回收营养素。不小心通过肾小球的营养素，在此会被肾小管回收至身体中利用 | | |

**问题3** 混浊尿＝蛋白尿＝肾亏？

民间传说尿液混浊有泡沫，就是肾亏、精亏，因此很多男性只要发现有此情形就相当紧张，而坊间更常以此作为肾精亏损相关产品的广告诉求。浊尿真的就是肾亏吗？不一定。的确，当尿液出现太多蛋白质，会变得混浊、泡沫多而且不易消退，但是混浊尿不一定就是蛋白尿，因为输尿管的管壁所脱落的表皮细胞、柱状细胞，或是结晶、白血球，也会使尿液变混浊。

打个比方，沙尘暴来袭会导致空气变得混浊、能见度不佳，但导致空气混浊的原因很多，像是工厂排放废气、汽车增多，湿度太高等，不一定是沙尘暴引起的。所以，发现尿液混浊有泡沫时先别紧张，不一定表示你有蛋白尿，也不一定是肾脏功能不佳或是肾精亏损，此时应该赶快就医检查，找出真正原因。

**问题4** 尿蛋白的"＋"越多，肾脏功能越差？

不一定。尿蛋白检测的"+"虽然可以显示尿液中蛋白质含量的多少，但与肾脏功能的好坏无关。例如只有 1 个"+"，代表尿蛋白含量少，可能是单纯生理性因素，但如果有肾脏硬化、新月形肾小球症等严重的肾脏疾病，尿蛋白含量也不高，大约只有几克而已；相反，有些轻微的小病痛所造成的肾发炎，例如微小病变型肾炎、轻度系膜增殖性肾炎，每日尿蛋白含量却可能高达 10 克。换句话说，只有 1 个"+"不代表可以放心，超过 2 个也不必太担心；发现蛋白尿只代表身体有状况，此时可先调整作息重新检验一次，排除假性和生理性因素，如果结果还是相同，就必须进一步做尿素氮（BUN）、肌酸酐等肾功能检查。

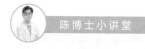 陈博士小讲堂

尿蛋白检测的"+"标记是怎么来的？

尿液检查中用来检测蛋白尿的方式有 2 种，分别为定性与定量检测。常见的"+"标记，属于定性检测中的试纸检测，通常以 1~4 个"+"表示尿蛋白含量，"+"代表微量存在，"++++"则代表显著异常；不过，由于这种方式的敏感度不足、容易有误差，已逐渐被淘汰。目前最精准的方式为定量检测，然而此法不方便操作，常因人为因素造成数值有所误差。此外，还可看尿蛋白含量与肌酸酐的比值，预料此法将可成为未来尿蛋白的检测依据，详见表 7-3。

表 7-3　尿蛋白检测方式与内容

| 方式名称 | 检测内容 | 表示方法 | 备注 |
|---|---|---|---|
| 定性检查 | 检测尿液是否混浊 | 尿液混浊，则为阳性反应；尿液清澈，则为阴性反应 | |
| | 以试纸检测尿中蛋白含量 | "+"代表蛋白尿情况轻微；"++++"则代表状况最严重 | 此种试纸检测敏感度不足，易有误差，已逐渐被淘汰 |
| 定量检查 | 收集 24 小时尿液，化验其中蛋白质含量多少 | 24 小时尿中蛋白质＞150 毫克就代表有蛋白尿；若＞3.5 克，则代表尿蛋白状况严重 | ·最精准的检测方式<br>·准确但不方便操作，常因人为因素造成数值误差 |

问题5 什么是生理性蛋白尿、假性蛋白尿及病理性蛋白尿？

先前我们已提到，出现蛋白尿的原因除了疾病外，也可能是

假性或生理性因素所造成，在进一步追踪检查之后，可由医师确诊。同时在病理性蛋白尿中，又可依流失的蛋白质类型，区分为"选择性蛋白尿"与"非选择性蛋白尿"，其分类与说明见表7-4、表7-5。

表7-4 蛋白尿的常见分类——依成因区分

| 类型 | 说明 | 常见原因 |
|---|---|---|
| 生理性蛋白尿 | 健康人也会出现微量的尿蛋白，属于正常现象，因此称为生理性蛋白尿。其定性试纸检测显示为"+"，24小时尿液检测可验出1 g/d的蛋白尿，但流失的蛋白质无特定一种，为非选择性蛋白尿 | **功能性的生理性蛋白尿**<br>因通过肾脏的血流量增加所造成的轻微蛋白尿，例如：交感神经亢奋、紧张、使用血管活性药物等<br><br>**体位性的生理性蛋白尿**<br>长时间坐着或站着，造成尿中出现少量蛋白<br><br>**特殊族群的生理性蛋白尿**<br>青少年、瘦高者也容易出现生理性蛋白尿，推测很可能是肾脏移位或肾静脉扭曲造成 |
| 假性蛋白尿 | 并不是真的蛋白尿 | **检验室误差**<br>最常见的就是尿液检体放置太久，导致尿液沉淀并产生白色混浊，通常只要加热，这些状况就可消失<br><br>**尿液受污染**<br>受到其他物质污染导致尿液检测出现蛋白质，常见的污染物质为组织液、血液、月经、分泌物、精液、前列腺液、尿道发炎分泌物、淋巴液或使用药物等引起，因这些蛋白来自其他细胞，而非由肾脏流失，在显微镜下观察会看见很多上皮细胞等 |

| 类型 | 说明 | 常见原因 |
|---|---|---|
| 病理性蛋白尿 | 因疾病所导致的蛋白尿 | **肾小球性蛋白尿**<br>因发炎、免疫或代谢问题，使过滤膜孔径破裂与变大、带电性减弱造成血浆蛋白大量外漏，超过肾小管能回收的能力而形成选择性蛋白尿<br><br>**肾小管性蛋白尿**<br>肾管受到感染或中毒等，造成回收能力下降，使分子量较小的蛋白质从尿液中流失。常见于肾小管损害疾病之患者，例如：间质性肾炎、肾小管酸中毒、肾中毒、肾盂肾炎、肾移植等<br>* 定性蛋白尿试纸检测：+～++<br>* 定量 24 小时尿液蛋白 1～2g/24hr<br><br>**混合性蛋白尿**<br>肾小球与肾小管受损引起<br><br>**溢出性蛋白尿**<br>肾小球与肾小管皆正常，但血液中分子量较小或携带正电荷的蛋白异常，例如：游离血细胞蛋白、肌红蛋白、溶菌酶。常见于多发性骨髓瘤患者<br>* 定性蛋白尿试纸检测：+～++<br><br>**组织型蛋白尿**<br>肾小管代谢物或是发炎、西药刺激泌尿系统，使之分泌蛋白质混入尿液中<br>* 定性蛋白尿试纸检测：+<br>* 定量 24 小时尿液蛋白 0.5～1 g/24hr（以糖蛋白为主） |

表 7-5　蛋白尿的常见分类——按流失蛋白质类型区分

| 类型 | 说明 | 判别方式 |
|---|---|---|
| 非选择性蛋白尿<br>（各种蛋白都有，<br>肾损坏严重） | · 由肾小球微血管断裂、损坏造成<br>· 尿中出现分子量较大的蛋白，例如：IgG、IgA、IgM、C3、糖蛋白等<br>· 持续性的蛋白尿，可能会发展为肾衰竭，常见于肾小球疾病患者 | · 定性蛋白尿试纸检测：+～++++<br>· 定量 24 小时尿液蛋白含量 0.5～3.0 g/24hr |
| 选择性蛋白尿<br>（以白蛋白为主） | · 尿中出现分子量较小的蛋白，例如：抗凝血酶、转铁蛋白、糖蛋白、B2-M、Fc；无大分子量蛋白，例如：IgG、IgA、IgM、C3<br>· 常见于肾病综合征 | · 定性蛋白尿试纸检测：+++～++++<br>· 定量 24 小时尿液蛋白含量 > 3.5 g/24hr |

陈博士
聊天室

**罹患肾脏疾病，一定要揪出潜在毒素！**

　　从 2003 年起，中国台湾地区洗肾的攀升率，年年都拿世界第1，当中的确有不少患者是因为高血压、糖尿病失控所引起，不过这并不是唯一因素，事实上有更多的洗肾患者并没有高血压和糖尿病，但一般西医找不到原因。

　　我观察到的原因很简单，那就是身体的毒素太多了；因为肾脏是身体的过滤器官，如果毒素太多，当然会对肾脏造成损害。近年来食品安全问题连环爆，到处都是黑心食品，在饮食和环境的长期污染下，肾脏当然疲于奔命。前几年我曾遇到过一个电台主持人，她还不到40岁，却在某次体检中发现，肾脏功能只剩不到40%。她并没有高血压或糖尿病，医师也找不到肾功能衰退的原因。现在回想起来，可能与饮食有关，因为她是外食族，而外食是充满"地雷"的，长期吃下来，很可能破坏了肾脏。

以2013年的毒淀粉事件为例，因为毒淀粉含有顺丁烯二酸，会破坏肾小管，一个60公斤的成年人一天只要吃40克的粉圆或75克的黑轮就超标，而毒淀粉到处都是，从甜不辣、肉圆、珍珠奶茶、豆花，到红薯粉、太白粉都有，更何况黑心食品还不止毒淀粉，还有塑化剂、三聚氰胺（毒奶粉）以及黑心油品，连小吃店里的酱油和醋都可能含有工业化学成分，这些隐形的毒素正在不知不觉中伤害你的肾脏！

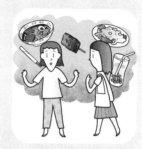

外食充满"地雷"，为了自保，应尽量减少外食

所以说，如果追踪蛋白尿，最后确诊患有肾脏疾病时，除了配合医师进行治疗，更应设法揪出伤害肾脏的潜在毒素，从源头着手，才是最根本的治疗之道。

## 两种温和的肾功能调理法

**方法1** 用抗氧化水或抗氧化剂，慢慢修复肾脏功能

行医的前8年，我最怕看到两种患者：第一是常吃安眠药的失眠患者，第二是洗肾患者。前者因为长期依赖安眠药，大脑已受损，用天然药物的效果很有限；后者因为洗肾已经到了尿毒症末期，即使有天然药物或营养品可尝试，但肾脏科医师通常会反对患者使用，怕因此加重肾脏负担。

随着经验的累积和不断研发新的疗法，最近几年，我逐渐摸索出一些方法来治疗这两种难治患者。例如，对于肾病患者，抗氧化剂是保护和修复肾脏最有效的营养品，像是维生素 C、天然黄酮、儿茶素、花青素、多酚等抗氧化剂，可保护肾小球微血管的细胞膜，不受自由基破坏。

如果担心维生素 C 会增加肾脏负担，不妨尝试抗氧化水。抗氧化水可温和地中和体内氢氧根自由基，借此修复受损的组织，例如胃溃疡、口腔溃疡、皮肤过敏、关节炎等。如果肾小球受到毒素的破坏，借由多喝抗氧化水，一来可以中和毒素所产生的自由基，二来可以激发自愈力，加速受损组织的重建。不过，还是那句老话，抗氧化滤心一定要定时还原或更换，以使抗氧化水的氧化还原电位差（ORP）保持在 100 毫伏（mV）以下。另外，要在肾脏可以承受的范围之内，尽量喝足量的抗氧化水，大部分的水溶性毒素也可通过多喝水而排出体外。

## 方法2 进行身心运动，间接修复肾脏功能

肾脏疾病确实不好治疗，而药物或营养素可能会增加肾脏负担，我们可将身心运动作为缓和的辅助疗法。什么是身心运动？就是运动时越缓慢效果越好，而且意念必须和动作结合，我最推荐的就是八段锦和太极拳。在所有运动中，这类的身心运动最不费体力，却又最补气。所谓的补气，在生理学上的意义很广泛，其中加速伤口愈合、提升免疫力和排毒能力，是和肾病有关的表现。在体能可以承受的条件之下，循序渐进、少量多次、规律练习，可以缓慢修复肾脏功能，也能提升体能。建议运动强度维持在最大心跳率的 60%，千万不要太过剧烈。

第 8 章

# 尿酸过高，就会有痛风？

## 一定要破解的四个尿酸问题

**问题1** 尿酸过高，就会有痛风？

60 岁的王阿嬷，膝盖痛了半年，她的 X 光与抽血检查一切正常，尿酸也没有超过 6.5 mg /dL，因此医师便以退化性关节炎来治疗，只是许久都未见效，甚至脚还越来越肿。后来阿嬷找上了我，检查之后我认为与痛风有关，开始为她进行痛风治疗。一段时间后，阿嬷的疼痛好转了，她的家人不禁感到疑问："不是说尿酸过高，才会痛风吗？"

所有体检中都有尿酸检验，很多人也会以尿酸值作为判断痛风的依据，但我必须在此澄清：尿酸高不一定会痛风，而尿酸正常也不代表痛风不会找上你！

正常人的尿酸值，男性为 3.5～7.0 mg /dL，女性为 2.4～6.0 mg /dL。所谓痛风，就是尿酸结晶卡在关节，导致关节出现红、肿、热、痛等发炎症状，进而产生关节变形的一种急性关节炎，见

图 8-1。照理说，尿酸高应该就会导致痛风，尿酸低则不会。但是，临床上却发现很多痛风患者的尿酸值低于正常值 6.0 mg /dL，也有人尿酸高于 8 mg /dL 以上却没有任何症状。为什么会有这种矛盾现象？因为痛风会不会发作，关键不在于血中尿酸的高低，而在于尿酸会不会结晶；而尿酸是否结晶，关键在于组织液的酸碱值。

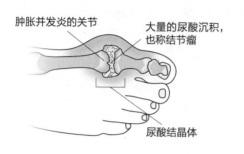

肿胀并发炎的关节

大量的尿酸沉积，也称结节瘤

尿酸结晶体

表 8-1　血中尿酸浓度的标准值

| 性别 | 标准范围数值（mg/dL） | 高尿酸血症（mg/dL） |
| --- | --- | --- |
| 男性 | 3.5～7.0 | >7.0 |
| 女性 | 2.4～6.0 | >6.0 |

## 身体的酸碱值才是关键

什么是组织液的酸碱值呢？身体中的液体可分为 3 大类：一是血液，二是细胞内液，三就是组织液。很多医师认为"没有酸性体质这回事"，这是因为一般医学院教育向来只检测血液的酸碱值，但是血液在全身液体中只占 5%，而且酸碱值恒定在 pH7.35～7.45，所以要了解身体的酸碱值，检测血液是没有用的。

事实上，组织液在体内可以说是一个三不管地带，因为人体大多数的运作都必须在弱碱性的环境下进行，为了维持血液和细胞内的 pH 值，身体会将其酸性代谢物抛出，而这些酸性代谢物就会跑到组织液中，让组织液变酸。血液中的尿酸被送到关节腔，若关节腔的组织液偏酸，尿酸便很容易结晶沉淀；相反，如果组织液偏弱碱性，则对尿酸的耐受度也会提高。这是很简单的酸碱中和概念，酸遇到碱就会中和或溶解，酸遇到酸则会过饱和而沉淀。换句话说，身体的酸碱值决定了对尿酸的耐受度，只要身体对尿酸的耐受度高，除非已超过负荷，否则即使有尿酸也不一定会痛风；如果身体对尿酸的耐受度低，就算只有一点点，也会因结晶而导致痛风。

 陈博士小讲堂

### 为什么"第一脚趾的关节"最易出现痛风？

痛风最常见的发作部位是第一脚趾的关节，我认为可能原因为：末梢血液受地心影响，回流较差，以及第一脚趾常受到鞋子压迫，所以尿酸结晶容易沉淀在这个部位，引起发炎。

### 问题2 验尿酸到底该验血还是验尿？

很多人误以为验尿酸就是要验尿，其实是要检测血中的尿酸。虽然血液中的尿酸过多时，会从尿液中排出，不过尿中的尿酸完全不能代表血中的尿酸浓度，因为当体内尿酸过高，或尿酸排泄能力很好时，尿中都会出现尿酸结晶，但两者的原因并不同。也就是说，尿中出现尿酸结晶不意味着血中有高尿酸，因此验尿酸是要验血，而非验尿。

另外，也要再次提醒，虽然血中的尿酸浓度与痛风有关，但两者并不是绝对的因果关系，也就是说，血中尿酸高不一定会引起痛风，因为痛风发作有两大关键影响因素：一是尿酸，二是身体的酸碱值。引起高尿酸血症的常见原因详见图 8-1。

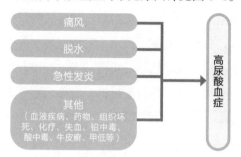

图 8-1　引起高尿酸血症的常见原因

**问题3** 要降低尿酸，就要禁吃嘌呤食物？

食物里的嘌呤进入人体后会代谢为尿酸，而过多尿酸在关节沉淀结晶就会导致痛风。因此，一般西医在治疗痛风时，首先就是限制患者对嘌呤的摄取，再搭配秋水仙碱止痛并消炎，然而这样的治疗效果并非百分百有效，我在临床上就遇过很多服用秋水仙素无效的病例，转而到我的诊所求助。

为什么限制患者摄取嘌呤，甚至也用了秋水仙素，还是无效呢？因为这样的疗法其实只做了一半。限制嘌呤摄取虽然可减少尿酸，不过如果身体"很酸"，就算尿酸不高也会使它结晶而引发痛风。反之，如果身体组织液呈现弱碱性，就算血中尿酸值偏高，尿酸在弱碱性环境下也不会结晶，所以也不会引起痛风。

所以说，要降低尿酸，除了限制嘌呤食物，一定要同时改善身体的酸碱值才会有百分百的效果，若只是限制嘌呤的摄取，有时会无效。

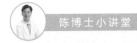
陈博士小讲堂

### 尿酸浓度上升的生理原因

❶ 嘌呤摄取太多：嘌呤是蛋白质的代谢产物，在肉类、内脏、香菇等食物中含量丰富。这也是为什么一般西医会建议痛风患者，要减少摄取嘌呤食物。

❷ 尿酸无法代谢：肾脏疾病或使用利尿剂都会降低尿酸的代谢。

❸ 身体产生过多尿酸：骨髓或淋巴增生疾病、慢性溶血或贫血，也都会促进尿酸的形成。

<u>问题4</u> 痛风或关节酸痛，一定是尿酸引起的吗？

不一定，有时关节酸痛或刺痛，根本与尿酸无关。例如，我自己因体质敏感的关系，从小只要吃太多肉，关节就会微微发酸，20几岁之后，吃到微波食物，关节就会隐隐酸痛，甚至刺痛。这是我个人的亲身经验，而在临床上，也有很多"假痛风"的案例，这些患者的关节也出现了红、肿、热、痛等典型痛风发炎症状，但事实上"卡"在关节的并不是尿酸结晶，而是毒素或其他发炎物质。

所幸，身体有自我修复机制，只要停止摄取导致关节酸痛的食物，并让身体休息，白细胞就会把"卡"在关节的结晶或毒素清除干净，关节就渐渐不痛了。若一直持续吃该种食物，或是体液偏酸导致白细胞工作能力下降，就有可能持续酸痛，甚至恶化变形。

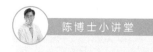

### 认识你的关节

人体所有的构造都需要靠微血管把养分带进去，并把废物带出来；也就是说，全身的微血管循环都是有进有出。但只有一个地方例外，那就是关节。关节的结构很奇怪，微血管到关节腔只有"输入"路径，而没有"输出"路径，所以从微血管把物质带入关节腔很容易，但要出去就没那么简单了，因为它是一条单行道。物质要离开关节腔必须靠渗透方式或是主动运输，因此一旦尿酸在关节腔里结晶，或者是微血管输入了身体细胞无法辨识的变异分子或毒素，这些物质便会卡在关节腔里，不容易出去，而形成痛风、类风湿性关节炎等发炎疾病。虽然这些关节炎的成因不同、诊断名称也迥异，但造成的共同物理因素，就是关节腔微血管属于"单行道"这项特色。

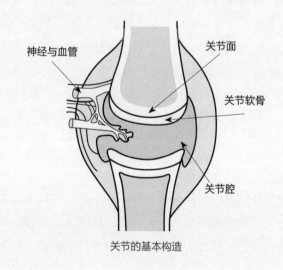

关节的基本构造

陈博士
聊天室

## 微波食品到底能不能吃?

记得我读高中时,市面上开始推出微波炉电器。由于我物理学得不错,妈妈就来问我:"微波加热是什么原理啊?微波炉可不可以买?吃微波食物会不会影响健康?"当时的我,根据所学到的物理知识,认为微波只是转动水分子并使其释放能量,对食物的其他分子应该不会有影响,就告诉妈妈:"微波炉可以买,微波食物很安全。"

大学毕业后,我发现每次吃完微波加热的盒饭后,双手关节就会发酸,屡试不爽,便开始对微波食品的安全性存疑。两年之后,大妹告诉我她喝微波加热过的中药汤会小腹疼痛,但喝传统瓦斯炉或电锅加热的中药汤就没事。从那时开始,我就停止吃所有微波过的食物,并且拒绝使用微波炉。

虽然如此,还是无法解释为何微波食品会导致关节酸痛。一直到我在美国读完自然医学院之后才恍然大悟:虽然微波不会使物质发生化学变化,但是它让水分子和其他分子转动,让大分子的部分结构发生三度空间的几何变化。例如,蛋白质的分子量动辄好几百万,构造非常庞大与复杂,只要结构上的角度有些微偏差,就有可能导致身体无法辨识,以至于天然的蛋白质分子,变成了自然界不存在的"怪物",因此就卡在身体组织里,造成代谢障碍。

所以,我个人的建议是,微波食品最好少吃,最好还是采用烹煮加热的方法。

# 轻松预防尿酸结晶的四大妙方

**妙方1** 补充鲣鱼胜肽，可有效降低尿酸

一般西医治疗痛风，最常使用秋水仙素来抑制尿酸结晶形成，不过有时效果不明显；而我在美国的自然医学诊所，则是以天然营养品"鲣鱼胜肽"来替代，根据临床经验，一般痛风患者在服用1小时内尿酸开始降低，几小时后疼痛就能得到舒缓。

所谓鲣鱼胜肽，就是萃取于鲣鱼的复杂双胜肽成分。生活在深海中的鲣鱼，虽然连睡觉都在游泳，却永远不会有乳酸堆积问题；日本人最早发现这个特殊现象，并将鲣鱼萃取物运用于抗疲劳的营养品中。前几年，有厂商将鲣鱼胜肽引进中国台湾，意外发现可以有效降低尿酸，让痛风患者快速缓解疼痛。这中间的生理机制相当复杂，简单说，和它消除自由基、提高乳酸脱氢酶活性、提高嘌呤回收活性有关。

特别要补充说明，选购鲣鱼胜肽最好以复方萃取物为佳，因为临床发现，只摄取单纯的双胜肽，效果并不好；可能因为鲣鱼萃取物中除了双胜肽，还有其他未知有效成分。

 陈博士小讲堂

### 尿酸也是一种抗氧化剂？

尿酸虽然是代谢废物，但很多人不晓得，它还有抗氧化作用。这是造物主奇妙的设计，让尿酸在血液和尿液当中，起到保护的效果，有点像是废物利用。虽然这个废物能够保护身体，但是尿酸浓度太高时，又会引起结晶，引发痛风，真是让人两

难。为了享用尿酸的优点，而免于承受它的缺点，最重要的原则就是：第一，保持弱碱性体质，尽量让尿酸不要结晶；第二，多吃抗氧化食物或营养品，例如维生素 C、抗氧化水、新鲜蔬果、鲣鱼萃取物等，让身体的氧化压力降低（自由基减少），这时身体就不需要利用产生尿酸这种不得已的方式来抵抗自由基的伤害。

## 妙方2 超酸体质者，须补充大量矿物质

一般医师在痛风的防治上，向来只重视嘌呤，因此会严格限制饮食，导致患者难以配合。不过，我的治疗很"人性化"，对高嘌呤食物不做严格限制，而是着重于体质酸碱值的调整。我发现，临床上几乎所有痛风患者都是酸性体质，痛风发作时，唾液 pH 值屡屡低到 5.5，难怪尿酸会沉淀。此时，最重要的是把体质调回弱碱性，也就是将唾液 pH 值调到 7.2，尿酸结晶就会溶解，痛风也就自动痊愈了。

那么，体质要怎么调？饮食调整当然是必要的。很简单，只要彻底实施我发明的食物四分法，每餐有一半是碱性食物，对于轻度的酸性体质，身体很快就会调回弱碱性。但是，对于 pH 值接近 5.5 的"超酸体质"者来说，光靠食物调整还不够，必须补充大量矿物质，如钙、镁、锌、钾、铁等，通过摄入综合矿物质来碱化体质。我最常使用的就是氨基酸钙镁、酵母锌、酵母铁、南非国宝茶。

氨基酸钙镁是很容易吸收的形式，而酵母锌和酵母铁则是生物使用率最高的形式，并且不会有毒性，是补充矿物质最安心的方法。至于南非国宝茶，是一种南非特有的植物，它不含咖啡因

和单宁酸，任何人都可以喝，没有刺激性，喝了甚至还能安定神经；最重要的是，它生长在南非的原始莽原，根部深入地下 3 米，因此可以吸取深层土壤的各种微量元素。根据研究分析，所有天然饮品当中，南非国宝茶的矿物质含量最高，平时多喝可改善酸性体质。

 陈博士小讲堂

### 你的身体"酸掉"了吗？自然医学教你轻松调酸碱

酸性体质对健康的影响可不只是痛风而已，几乎大部分慢病都和酸性体质有关，所以就算没有痛风，还是建议大家经常检测身体的酸碱值，只要一发现酸化趋势，立即用饮食和营养素补充来碱化体质，就能有病治病、没病强身。

检测的方式很简单，请准备高敏感试纸及陶瓷汤匙，然后吐一小口唾液在汤匙上，用试纸蘸取唾液，3 秒钟后看试纸的颜色变化，不同颜色代表不同的酸碱值。

测出身体的酸碱值后，再对照表 8-2 的治疗方针进行调整即可。

表 8-2　调整酸性体质的方法

| pH 值 | 类型 | 治疗方针 |
| --- | --- | --- |
| 6.8～7.2 | 轻度酸性体质 | 依循食物四分法，少吃酸性食物，就能慢慢将体质调回弱碱性 |
| 6.2～6.8 | 中度酸性体质 | 除了食物四分法外，还要喝用深绿色蔬果所打的蔬果汁，借由大量的矿物质与营养素来碱化体质 |

| pH 值 | 类型 | 治疗方针 |
|---|---|---|
| 5.5~6.2 | 重度酸性体质 | 除了食物四分法和饮用深绿色蔬果所打的蔬果汁外，还需要补充大量矿物质，并且喝大量的抗氧化水（每天喝 2～3 升），同时要有足够睡眠；因为矿物质有助于碱化体质，而大量的抗氧化水可以将尿酸随尿液一起带出身体，充足的睡眠则能降低身体产出的酸性代谢物，也可让身体有充分的时间做修复 |

### 妙方3 采用"食物四分法"、减少酸性食物的摄取

所谓"食物四分法"，就是将每一餐分成四等分，蔬菜、水果、蛋白质、淀粉各占四分之一。蔬菜、水果几乎都是碱性食物，而蛋白质、淀粉大多是酸性食物，这样的比例不仅营养均衡，同时也酸碱平衡，每一个人都应该采取这种饮食法来保持身体的弱碱性。

### 妙方4 多喝抗氧化水，可冲洗尿酸并减少尿酸形成

当水沟有泥垢堆积时，你会怎么办？最简单的方法，就是用大量的清水冲洗。同样的道理，当体内尿酸浓度偏高时，如果大量喝洁净水，就能帮助尿酸从尿液中排出。喝抗氧化水，除了可以排出尿酸和其他酸性代谢物，还可以还原体内的氢氧根自由基。如此一来，身体的氧化压力下降，就不需要靠产生尿酸来达到抗氧化的效果，这样就能减少尿酸的形成，进而避免痛风的发生。

喝抗氧化水，是一个预防和治疗痛风的简单方法，因为我们每天都要喝水，既然要解渴，不妨也同时抗氧化，就能一举两得。

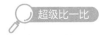
超级比一比

## 痛风对策比较一览表

| | 一般医师 | 陈博士自然医学 |
|---|---|---|
| 判断依据 | 尿酸 | 除了尿酸，同时还检验身体酸碱值 |
| 数值观测 | 正常男性 3.5～7.0 mg/dL，女性 2.4～6.0 mg/dL；如果男性 >7.0 mg/dL，女性 > 6.0 mg/dL，即为高尿酸血症 | 尿酸检测与一般西医相同，但更重视身体酸碱值，认为人体应呈弱碱性（pH7.2），pH6.8～7.2 为轻度偏酸，pH6.2～6.8 为中度偏酸，而 pH5.5～6.2 为重度偏酸 |
| 治疗方式 | 用秋水仙素降低尿酸 | ● 用鲣鱼胜肽来降低尿酸<br>● 用大量矿物质来碱化体质<br>● 喝抗氧化水来代谢和降低尿酸 |
| 饮食限制 | 禁吃含有嘌呤的食物 | ● 每餐彻底执行"食物四分法"<br>● 酸性体质者要少吃酸性食物<br>● 饮用深绿色蔬果汁<br>注：对嘌呤食物没有太过严格的限制 |

第 9 章

# 多喝牛奶，
# 就可以预防骨质疏松？

## 一定要破解的七个骨质疏松问题

**问题1** 为什么骨质疏松很难被发现？

68 岁的古奶奶常常腰酸背痛，有一天蹲马桶，一弯腰就觉得背部剧痛。就医后诊断为脊椎骨折，原因是骨质疏松。原来古奶奶早有严重的骨质疏松，腰酸背痛也是因此而起，只是她一直以为那是老人病，没想到身体早已变成"海砂屋"，脆弱到不可思议。

42 岁的方小姐，5 年前做了子宫和卵巢切除手术，术后恢复良好，不过 1 年前开始常感到腰背疼痛，经医师仔细检查，确定已罹患骨质疏松症。方小姐感到相当疑惑：自己每隔 2 年就会定期体检，为何完全没有征兆？又怎么会有这种老人病？

两年前进行的一项调查发现，65 岁以上的人群骨质流失严重，其中 10.5% 的男性、33.3% 的女性有骨质疏松症。然而，许多人却都是在骨折后才发现罹患骨质疏松。为什么骨质疏松症会变成"沉默的杀手"？有些人即使定期体检也无法事先看出端倪？因为体检普遍采用超声波方式筛检骨密度，但这种方式准确度较低；若想确定自己是否有骨质流失，我建议以准确性高的 DEXA（dual-energy X-ray absorptiometry，双能量 X 光吸收仪）来检测。

DEXA 使用两种能量的 X 光，其辐射量大约等于搭飞机往返中国台湾和日本两次，准确性高，是目前检测骨密度的黄金标准，但因为设备庞大、昂贵，通常只有大型医院才会引进。至于超声波检测则因便宜、方便且辐射量较低，一般体检才会以这种方式做快速筛检。骨密度检测方式对比详见表 9-1。

表 9-1　骨密度检测方式对比

|  | 超声波检测 | DEXA |
|---|---|---|
| 照射方法 | 超声波 | 双能量 X 光 |
| 照射部位 | 脚踝 | 腰椎、髋骨 |
| 辐射量 | 较低 | 较高 |
| 方便性 | 站、坐皆可，快速筛检，较方便 | 必须平躺才能进行，较不方便 |
| 准确性 | 低 | 高，为目前诊断骨密度的黄金标准 |

**骨密度检测数值怎么看？**

无论是超声波还是 DEXA 检测，只要数值（标准差）＞-1，无论是 0、1、2 或以上都算正常，若介于 -2.5～-1 之间则表示已有骨质流失，若＜-2.5，就是骨质疏松了。骨密度检测的数值很重要，-1 或 -3 的状况相差很大，知道数值后才可拟定治疗方案，治疗后 3 个月再检测 1 次，以追踪效果，详见表 9-2。

表 9-2　骨密度数值判断

| 结果（标准差） | 代表意义 |
| --- | --- |
| ＞-1 | 正常 |
| -2.5～-1 | 骨质流失 |
| ＜-2.5 | 骨质疏松 |

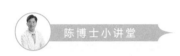

#### 骨质疏松也可居家检测

　　骨质疏松除了到医院检查，一般人也可以在家初步检测。根据斯坦福大学欧拉罕医师（Katherine O'Hanlan, MD）的建议，如果身高减少半英寸（约 1.27 厘米），很有可能就是骨质疏松所致，因为成人的身高应该很稳定，若有变矮的现象，就要赶紧做进一步的骨密度检测。

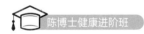

#### 骨质疏松的分类

　　骨质疏松可分原发性与继发性。原发性表示非疾病引起、是自然发生的，又可分为第一型与第二型；继发性由疾病引起，如肝功能不佳、内分泌及肾脏疾病等，详见表 9-3。

表 9-3　骨质疏松分类一览表

| 分类 | | 说明 |
|---|---|---|
| 原发性 | 第一型 | 更年期性激素下降所导致，因为女性的雌激素对骨质的影响较男性的睾丸素大，所以女性更年期后容易罹患骨质疏松 |
| | 第二型 | 年纪增长而导致的骨质疏松。不论男性女性，随着年纪增加，骨质疏松比例也随之增高。除了具有保护性的性激素分泌减少外，肠胃功能减弱导致营养吸收减少也是一大原因，75 岁以上老人尤其明显 |
| 继发性 | 肝功能不佳 | 要将血液中的钙送入骨骼需要维生素 $D_3$，而维生素 $D_3$ 是人体接受日照后于肝脏中合成，如果肝有问题或是功能较差，维生素 $D_3$ 的合成就会受影响，也就无法将血液中的钙送入骨骼中 |
| | 内分泌疾病 | 例如甲状腺、肾上腺、副甲状腺疾病及糖尿病都会引起骨质疏松 |
| | 肾脏疾病 | 肾脏的功能在于帮助人体留下有用的物质，就像筛网一般，所以肾脏有疾病就像筛网破洞，会导致营养素（如矿物质）流失 |
| | 其他 | 类风湿性关节炎 |

问题2 骨质流失或骨质疏松，补钙就会好？

要预防、改善骨质疏松需要补充钙质，但是光补钙却不一定能将骨质疏松治好，因为吃进肚子里的钙必须经过重重关卡，才能转换成骨骼中的钙。简单来说，不管是食物中的钙，还是钙片中的钙，必须先在胃部离子化才能进入肠壁细胞，在此经过维生素 D 的作用和特殊蛋白结合，再通过另外两种管道进入血液。进入到血液中的钙还必须通过维生素 D 的作用，才能进入骨骼中，详见图 9-1。

除此之外，肠道中的钙，还会和食物中的纤维、草酸、植酸、脂肪等物质结合，通过粪便排出体外。另外，钙质的吸收还会受到胃酸不足、蛋白质过多或太少、重金属过多、雌激素不足、年纪大、体质偏酸等因素影响。可见，要吸收钙质不容易，而且还有许多妨碍吸收的障碍。

要将钙质顺利送入骨骼，过程的确很复杂，但有两个关键点：第一就是胃酸的离子化作用，第二就是维生素 D 要充足。如果可以把握这两个关键点，补钙才有意义，否则只是浪费钱财与时间。

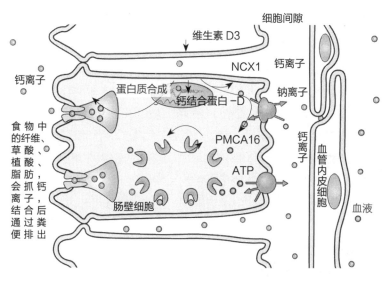

图 9-1　食物中的钙如何通过肠道吸收进入血液

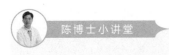

### 钙片要吸收，与薄膜衣大有关系

很多厂商为了避免内容物受光、受潮，会在钙片表面包覆一层厚厚的膜衣，导致膜衣在胃肠中不易消化，更别说离子化。膜衣的溶解度大大影响了钙片的吸收率，而且这个问题广泛存在于很多营养品的制作上。鉴于此，我通常建议患者使用粉末胶囊或液态的形式，即使是锭状，也绝不要使用膜衣；另外，开封后的营养品要保存在干燥阴凉的地方，最好是放在防潮箱里。如果读者真的要购买膜衣锭，不妨先做个实验，把钙片或其他膜衣锭产品丢到 180 毫升的白醋里，看能不能在 30 分钟内顺利溶解，如果不行，那表示它在胃里的溶解效果也不太好。

### 多吃肉会导致骨质流失，多吃蔬菜会使骨骼强壮

人体有 99% 的钙存于骨骼，而血液中的钙（以下简称血钙）只有 1%，用来维持肌肉收缩、心脏跳动、血液凝固等生理机能。换句话说，血钙虽然只占总钙质的一小部分，却关系到人体的正常运作，必须维持在一定的浓度。因此，当人体无法从食物中获取足够的钙时，副甲状腺就会开始分泌一种升钙激素，将骨骼里的钙释放到血液当中，以维持血钙浓度，这样便会造成骨骼中的钙质流失。

肉类的磷很多，钙质很少，吃太多肉类会让血中的磷偏多。磷会让体液偏酸，钙会让体液偏碱，为了避免血液偏酸，身体就会把骨中的钙释放出来，以平衡酸碱值，这就是多吃肉类会导致骨质流失的原因之一。相反地，蔬菜中的磷偏少，钙偏多，所以多吃蔬菜可以使骨骼强壮。

从酸碱平衡的原理来看，大鱼大肉和精制淀粉这类酸性食

物，会让体质偏酸，导致骨质流失；反之，有机的蔬菜水果富含矿物质，属于碱性食物，会强化骨质。

### 问题3 多喝牛奶，就可以多补钙？

我们常听到"多喝牛奶可以补充钙质"的说法，很多人也以为多喝牛奶就可以预防骨质疏松，其实这是一个误区，因为牛奶并不是补钙的好办法。

牛奶的确含有丰富的钙，但钙质真的能被送入骨骼中吗？统计发现，全世界喝牛奶最多的 4 个国家：美国、英国、芬兰和瑞典，他们的老人髋关节骨折比例也是全球最高；相对地，非洲班图族和中国的农村居民，可能一辈子都没有喝过牛奶，但老人髋关节骨折比例却很低。从这个数据我们可以推论：喝牛奶并不能真正预防或改善骨质疏松。

虽说欧美的老年人骨质疏松很严重，但他们的年轻人确实长得又高又壮，这是怎么回事？法国研究发现，从小喝牛奶确实可以让骨骼粗大，却也因此导致下半辈子骨质流失的速度加快，因为牛奶中不只含有钙，还有生长激素，可促使造骨细胞快速制造，让骨质长得粗大密实。不过，人一生中的造骨细胞数量有限，若上半辈子用完了，那么下半辈子蚀骨细胞就会远多于造骨细胞，因此更年期之后，骨质流失会比不喝牛奶的人更快速。

此外，牛乳含有大量的磷，属于酸性食物，喝太多会使体质偏酸，这时身体为了平衡酸碱值，反而会从骨骼中释出钙质到血液中，导致骨质流失。不但如此，牛奶还有过敏、乳糖不耐、杀虫剂残留等许多问题，所以多喝牛奶不仅无法预防骨质疏松，甚至还会衍生其他问题，站在自然医学的立场，我建议最好少喝。

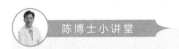

### 喝牛奶真的有益健康吗？

造物主创造天地万物，自有一定的法则，但人类常因自己的偏好或便利，违反规律而不自知。例如，全世界只有人类在长齐牙齿后还会继续喝奶，而且是喝不同物种的奶。哺乳动物之所以要泌乳，是要让刚出生的小动物，在还没长牙时可借由吸奶获得营养，但是在长齐牙齿后，小动物就要自行觅食了，这是大自然的规律。

况且，不同物种之间的奶汁，其中的营养比例也不一样。例如，牛奶的蛋白比例，可以让小牛身体长得快，头脑长得慢；反之，人奶的蛋白比例，可以让身体慢慢长大，但头脑智商快速提升。所以，人类的小婴儿如果喝牛奶，就会虚胖，而且头脑发展比较慢，如果喝人奶，块头虽小，但肌肉结实，反应也比较灵敏。

人类属于杂食性动物，若有人坚持要喝牛奶，我们也不能反对，只要没有过敏、乳糖不耐等问题，并选择有机牛奶，还是可以适度饮用，不过即使喝了，也不要以为能获取完全的营养。在现代化国家，所有的鲜奶都不是生乳，而是经过高温130℃杀菌，即使号称低温杀菌，也有65℃，生乳中的抗体、酶素和部分营养都会被破坏。有人拿小牛做实验，让刚出生的小牛喝煮熟的牛奶，结果根本活不过一年。综观以上种种，"多喝牛奶有益健康"的说法，其实有待商榷。

---

**问题4** 钙片种类琳琅满目，哪一种最好？

市售钙片种类，依成分可分碳酸钙、柠檬酸钙、氨基酸螯合钙和酵母钙，其中又以氨基酸螯合钙和酵母钙的人体吸收度最佳，它们之间到底有什么差异呢？

1. **碳酸钙**：碳酸钙是目前市面上最普遍的钙片类型，主要是将牡蛎壳磨成粉后打成锭剂。然而，做成锭状必须添加赋形剂，而且还要包覆一层厚厚的膜衣，因此很难被胃酸溶解，即使溶解了，碳酸钙被胃酸离子化的效率也是最差的。研究发现，碳酸钙的人体吸收率只有 4%～23%，很容易受到胃酸多少的影响，如果胃酸不足的人（尤其是年长者）吞下钙片，绝大部分可能会被排到马桶中。

2. **柠檬酸钙**：柠檬酸钙是柠檬酸的钙盐，因为结构较容易被离子化，所以人体吸收率比碳酸钙好一些，大约为 20%～30%。

3. **氨基酸螯合钙**：一般钙片都属于无机盐形式，例如碳酸钙、柠檬酸钙、葡萄糖酸钙、乳酸钙等，这些钙质无法直接进入肠壁细胞，而必须先经由胃酸将之离子化，才能进入。但是氨基酸螯合钙的钙已与氨基酸紧紧螯合住，不会离子化，而是以氨基酸的形式被肠壁细胞吸收，所以吸收率可达 44% 以上。这是我在临床上最常使用的钙片类型，不仅可改善骨质疏松，就连肌肉酸痛、轻度失眠也可以改善，很多因缺钙而常抽筋的人，吃了 2～3 天后就不再抽筋，睡眠也变得深沉。

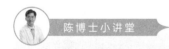
陈博士小讲堂

**什么是氨基酸螯合钙？为什么吸收率这么高？**

所谓螯合方式，顾名思义就像螃蟹用两只"螯爪"把一个东西紧紧嵌住，我们以特殊的科技，靠两个氨基酸（例如甘氨酸）

把一个钙螯合住，形成的氨基酸螯合钙进入肠胃之后，不会被胃酸离子化，而是以氨基酸的形式被吸收进入肠壁细胞。

大家都知道，蛋白质食物会被分解成氨基酸，然后被肠道吸收，肠道吸收氨基酸是理所当然的。如此一来，氨基酸螯合钙，就以一种另类的方式被肠壁吸收，完全不受胃酸多少的影响，也不会因为离子化而被食物中的纤维、草酸、植酸、脂肪等物质结合而被带出体外。因此，氨基酸螯合钙的吸收率远高于碳酸钙和柠檬酸钙。

4. **酵母钙**：碳酸钙、柠檬酸钙都是矿物质，必须先解离成游离钙才能被人体吸收；氨基酸螯合钙则已跨越矿物等级，不须解离就能吸收；而酵母钙则更超越，已达生物等级。

以酵母形式制成的矿物质或维生素 B 群，是目前全球顶级营养品的制作方式。我曾在 2010 年到美东参观高规格的工厂如何制造酵母形式的营养素。首先，把碳酸钙放进发酵槽里，让酵母去吞食钙质，然后再把酵母低温喷沫干燥，做成营养品。钙在酵母的细胞里面，以天然的形式和氨基酸结合在一起，所以可视为天然的螯合钙。用这种方法所制成的酵母形式矿物质，吸收度最高，而且生物使用率也最高。

不过，酵母钙也不是完全没缺点，因为每个酵母所能吸收的钙质有限，制成营养品之后，每颗胶囊大概只有 16 毫克的钙，对于需要大量补充钙质的人，可能缓不济急。一般来说，酵母钙的成效会比氨基酸螯合钙来得慢但后劲强，如果要求速效、强效，我会建议使用氨基酸螯合钙，若是要长期保养，酵母钙还是最温和天然的方式。

最后，我还要强调一点，无论补充哪种钙，一定要同时补充镁，因为单纯补钙易形成肾结石，但若加上镁就不会有此问题，而且镁还可帮助钙吸收，并可以放松神经、肌肉和血管，是对身体非常重要的矿物质。一般来说最常用的比例为钙：镁＝2：1，有些特殊疾患者者（例如经前症候群、心血管疾病、慢性疲劳症候群、血镁低下引起的失眠、焦虑、忧郁、肌肉紧张等）可调整比例，将钙：镁的比例调整到1：1或1：2。

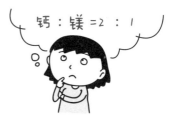

补钙也要同时补镁，才不会导致肾结石，而钙与镁的比例最好为2：1

🎓 陈博士健康进阶班

## 酵母形式的矿物质补充，是最完美的方式

酵母形式的矿物质只有酵母钙有钙含量偏低的小缺点，这是因为人体对钙的需求量较大，至于其他矿物质，用酵母形式来补充，那就非常完美了，因为人体对于其他矿物质需求量较低，例如常用剂量：锌15～30毫克、铜1.5～3毫克、铁10～60毫克、铬200微克、硒200微克、锰10毫克等。用酵母形式来补充这些矿物质，除了可以容易达到目标剂量而且生物使用率极高之外，最重要的优点就是很少有副作用而且毫无毒性。

不少人在吞服一般的铁剂或锌剂时，会有恶心、胃痛等不适现象，这是因为铁或锌在离子化之后，游离铁和游离锌刺激了胃壁，有些人黏膜较弱甚至因此会伤了肠壁，但由于酵母形式和氨基酸螯合形式的矿物质不须离子化，所以通常不会造成不适，甚至补充超量，也不会有毒性。

铁剂吃多了会累积在肝脏，引起中毒，这是大家都知道的常识。但是牛肉含铁质，我们却从来没有听过有人多吃牛肉引起铁中毒，这是为什么？因为铁在牛肉中，是以类似螯合的方式存在血红素和肌蛋白中，和前述氨基酸螯合钙容易吸收的道理一样，整个血红素或肌蛋白是直接进入肠壁细胞，不须离子化。反观菠菜里面虽然含铁，却不容易被人体吸收，导致吃素的人，长久下来会有缺铁性贫血，这是因为蔬菜里面的铁是无机盐的形式，不是血红素铁这种有机的形式，所以必须在肠胃中离子化才能吸收。讲到这里，离子化和螯合的重大观念，应该可以解开读者心中多年的疑问了吧！血红素铁与氨基酸螯合铁的结构见图9-2。

牛肉铁和酵母铁容易吸收，这个道理大家懂了，但为什么不会引起中毒呢？生物型态的矿物质补充不会引起中毒的原因，我认为是肠壁细胞有特殊的生理机制，当摄取过多时，对于生物形式的营养素吸收会减缓，但对于非生物形式（例如一般的矿物质营养品）还是照单全收，结果就会摄取过多，引起中毒。

总之，我认为未来50年，科学界和一般民众会渐渐认识酵母形式矿物质和酵母形式B群的优越性，而借由这种生物形式的营养补充，达到极佳的保健与治病效果，而毫无副作用与后遗症。

血红素铁　　　　　　　　　　氨基酸螯合铁

图9-2　血红素铁与氨基酸螯合铁的结构

问题5 为什么骨质疏松会造成腰酸背痛？

许多骨质疏松患者在骨折前，除了腰酸背痛外并没有特殊症状，其实骨质疏松和腰酸背痛不一定有因果关系，但两者同样是因为体质偏酸、钙质缺乏所造成。所以，如果长期腰酸背痛却始终找不到原因，最好到医院做 DEXA 骨质检测，确定是否有骨质流失。若有，可补充氨基酸钙镁，以强化骨骼并改善腰酸背痛。

我十几年的临床发现，定期补充钙质的人比较不易腰酸背痛，很多人之所以会突然发作，常是因为那一阵子的钙质流失偏多，以及忘了补充钙镁所致。

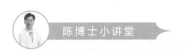
陈博士小讲堂

### 一天到底要补充多少钙？

这是个争议性很大的议题，我在这里先保留答案。但是有个提示，可以供大家参考：1 头大象的体重约 1 吨，每日摄取的钙质约 2000 毫克。人类的体重不过 70 公斤，但美国政府的每日建议量是 1000～1500 毫克。如果依照野生大象的标准，成年男性应该只要摄取 140 毫克即可。当然，大象吃素，人类吃荤，人类为了平衡肉类里面的磷，要多吃一些钙，才能保持体质碱性，但应该不需吃到 1500 毫克吧？

非洲人、拉丁美洲人每日平均摄取 340 毫克钙，但骨骼十分强壮；而欧美人每日平均摄取 850 毫克钙，但骨质疏松比例却明显高于非洲人。这是为什么呢？

到底一天要补充多少钙，我把这问题留给读者，以后有机会再详述。

## 问题6 骨质疏松会有致命危险吗？

罹患骨质疏松最怕的就是骨折。骨质疏松症（osteoporosis）的英文，是由 osteo（骨骼）及 porosis（多孔的）两个词根组合而成，意思就是布满了空洞孔隙的骨骼。患者因骨质流失导致骨骼内孔隙增大而呈现中空疏松现象，使得骨骼强度变弱，严重时只要轻轻碰撞就会骨折，其中又以位于大腿骨与骨盆交接处的髋关节、脊椎和手腕等部位最容易骨折。

虽然骨质疏松症不会直接导致死亡，但髋关节和脊椎等部位一旦骨折就无法走路，活动量大幅减少，导致身体机能快速退化。我的老本行是复健，曾在美国复健中心工作多年，当时就发现单腿骨折的人，两三个月后拆除石膏一定会明显有大小脚；而老人最重要的就是避免跌倒，只要一跌倒，健康状况就会大幅滑落。一项针对欧美国家进行的临床研究便发现，老人若发生髋关节骨折，有 5%～20% 的人会在 1 年内死亡，即使活过 1 年，也仍有 50% 以上的人不良于行。然而，罹患骨质疏松的人，通常肌肉、大脑的协调性较差，所以更容易跌倒，也就更容易骨折，骨折之后，健康就会快速走下坡路。因此，对上了年纪的人来说，骨质疏松不仅只有骨折风险，同时也有致命危险。

## 问题7 哪些人容易有骨质疏松？

大多数的人都以为爱喝咖啡、年纪大的人才需要担心骨质疏松问题，其实并不只如此，容易骨质疏松的人群还有以下几种：

1. 年长者：年纪越大越容易罹患骨质疏松，这是因为性激素分泌减少，以及老人家的肠胃功能减弱，导致营养吸收不足所致。

2. **使用类固醇**：西药、类固醇会影响肝肾功能，导致维生素 D 的合成出问题，使得钙无法由肠道吸收，当然也就无法进入骨骼。

3. **子宫或卵巢切除**：卵巢负责分泌雌激素，手术切除等于以人工方式将更年期提早，造成骨质疏松。

4. **人种**：研究发现，白人跟亚洲人最容易罹患骨质疏松，而黑人的骨骼则比较强壮。

5. **基因**：目前已发现有三十几种基因跟骨质疏松有关。但人种基因无法更改，所以只能通过饮食和生活改善。

6. **不良饮食习惯**：如抽烟、饮酒、喝咖啡，或是常大鱼大肉导致体质呈酸性，以及常喝汽水、果汁、红茶等含糖、含碳酸的饮料，都很容易导致骨质流失。

7. **日照不足**：日照太少会使维生素 $D_3$ 不足。维生素 $D_3$ 和副甲状腺会互相制衡，副甲状腺把骨骼中的钙释放到血液中，而维生素 $D_3$ 则将血液中的钙送入骨骼，两者作用正好相反；当维生素 $D_3$ 不足，副甲状腺相对会升高，骨中的钙就会不断流失、形成骨质疏松。现代人普遍维生素 $D_3$ 不足，尤其是住在城区的人，作息都在室内，一天下来几乎没怎么晒到太阳。即使是美国亚利桑那州每日艳阳高照，几乎可算是沙漠地区，也竟有70% 的人维生素 $D_3$ 不足。

8. **蛋白质摄取不均**：蛋白质摄取过多和过少都会造成骨质疏松。如果蛋白质过少、氨基酸不足，钙无法顺利进入血液中；但如果蛋白质摄取过多（尤其是动物性来源），由于磷过多，会造成酸性体质，促使身体从骨骼中释放钙或其他矿物质等碱性资源，以中和体液的酸度。所以蛋白质摄取不能太少也不能太多，适量就好。据研究，每吃 100 克的蛋白质，必须摄取 1 克的钙，才能维持身体的弱碱性，并且避免骨质流失。

9. **活动量太小**：不只是一般活动，还必须有承重运动才能增加骨密度。因为承重运动可使造骨细胞变得活跃，进而增加骨密度。所谓的承重运动就是必须承受身体重量的运动，如健走、爬山、打球等。如果不活动，身体肌肉就会萎缩，骨质也会流失。

10. **营养素不足**：钙是骨骼的重要成分，但其他矿物质如镁、锌、铜、铁、硼、钒、锰，维生素 A、D、E、K、C 也都与骨密度密切相关。要维持骨密度，有各式各样的生化反应要进行，而这些过程需要各种营养素来协助。

11. **重金属累积**：重金属不仅会毒害身体，还会影响钙的吸收，尤其是镉和铝，因为与钙同属二价（就是每个金属离子带两个正电），彼此会互相竞争，因此会导致骨质疏松。让我感到忧心的是，这些毒素可以说是防不胜防，像是 2013 年底台湾日月光排放废水事件，就含有镍、镉等重金属，仅仅这个工厂所污染的后劲溪，就灌溉了 940 公顷的农田和 50 公顷的鱼塭，而这些受污染的农渔产品，可能早在不知不觉中，都已上了我们的餐桌。

12. **胃酸不足**：年长者胃酸下降，也会影响钙质的消化吸收。值得一提的是，很多人以为自己是胃酸过多，事实上，以为自己是胃酸过多的人，竟有 90% 是胃酸不足。一般老人家胃口较差、口淡，就是因为胃酸和消化酶都不够。老人全身机能退化，更需要高密度的营养素来维持身体运作，如果胃酸不足会导致营养吸收和消化不良，进而影响全身机能，如此一再反复，形成恶性循环，见图 9-3。

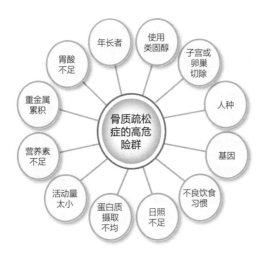

图 9-3　骨质疏松症的高危险群

# 逆转骨质疏松的五种骨质调理法

一般西医认为，人体骨质在 35 岁左右达到巅峰，此后一旦流失就无法再恢复，顶多只能预防继续流失。事实上，骨质流失并非无法逆转，自然医学有许多成功逆转骨质疏松的案例，只要通过"全方位的调理"，无论多大年龄都可以改善骨质！

什么是"全方位的调理"？首先要掌握传统补钙的四个要点：多吃深绿色蔬菜、黄豆制品，并且常晒太阳和多运动。当然，身体运作也必须调到最佳状态，像是调整酸碱体质及避免烟酒、咖啡因、饮料等不良饮食习惯，注意肝肾等器官的健康状况等，除此之外，还需把握以下几个重点，才能面面俱到。

**方法1** 足够的钙质

现在的蔬果很多都是用化肥种出来的，营养大不如前。1989

年的地球高峰会议便已提出，有些先进国家的蔬菜和土壤中的矿物质已流失达 80%。就算是有机种植，也要考虑土壤反复耕种，导致营养流失的问题。因此，很多人虽然每天吃蔬果，但其实是在吃"空壳蔬果"，有必要另外补充营养素。对于缺钙的人来说，补钙就是当务之急，如果希望有立竿见影的效果，我会建议选用氨基酸螯合钙。若是身体状况不错、胃酸足够，又能找到膜衣不会太厚、赋形剂也没有太多的碳酸钙，当然也可试试。我也要再度提醒，无论补充哪一种钙，一定要同时补充镁，才能避免肾结石。

**方法2** 补充维生素 $D_3$

钙要从血液进入骨骼需要维生素 $D_3$，而每天只要体表面积的 80% 能充分晒太阳 20 分钟，就能合成 1 日所需的维生素 $D_3$；只可惜大多数现代人因生活习惯使然，日照严重不足，体内维生素 D 浓度不够，若要迅速改善，额外补充便是一个简单的方法。

不过，维生素 D 过量是有毒性的，我向来只建议补充较无毒性的维生素 $D_3$。但毕竟它是脂溶性维生素，身体不容易排出，因此补充之前，一定要先验血中的维生素 $D_3$ 浓度，浓度为 10～30 ng/mL 者，每天可补充 5000 IU；10 ng/mL 以下者，必须补充 10000 IU。同时每 3 个月要定期检测，尽量将浓度维持在 80～100 ng/mL，若超过 100 ng/mL 就要大幅调降剂量，以免过量。

我行医多年发现，血中维生素 $D_3$ 若小于 20 ng/mL，不但容易骨质疏松，而且免疫系统会较差，容易感冒甚至得癌症，我有很多癌症患者的血中维生素 $D_3$ 都＜10 ng/mL。从主流西医的标准来看，维生素 $D_3$ 浓度 30 ng/mL 以上就算正常（正常值 30～100 ng/mL），但自然医学向来认为 70～100 ng/mL 才足够，最近甚至将标准提高到 80～100 ng/mL，详见表 9-4。

表 9-4　血中维生素 D$_3$ 代表意义 & 建议补充剂量

| 血中维生素 D$_3$ 浓度（ng/mL） | 代表意义 | 建议补充维生素 D$_3$ 剂量（IU） |
|---|---|---|
| 0～10 | ＜20 者容易骨质疏松，且免疫系统较差、容易感冒，甚至是易得癌症的高危人群 | 10000 |
| 10～30 | | 5000 |
| 30～100 | 主流西医认为正常 | 因人而异 |
| 70～100 | 自然医学认为正常 | 因人而异 |

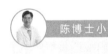 陈博士小讲堂

**骨黄酮也可帮助钙进入骨骼**

除了维生素 D，研究发现大豆所含的 7- 异丙氧基异黄酮（ipriflavone，简称骨黄酮），也可以帮助血钙进入骨骼，若想储存骨本，也可考虑购买此类营养品。

方法3　补充天然综合维生素

先前提到，要维持骨密度，身体必须进行各式各样的生化反应，而这些生化反应的运作则需要各种营养素来协助，所以补充综合维生素，对促进骨骼健康也有帮助。市面上综合维生素琳琅满目，以人工合成占绝大多数，我建议只选用天然综合维生素。

方法4 补充天然黄体素

更年期女性因雌激素减少，所以容易流失骨质，这时可考虑补充雌激素。但研究证实，补充人工雌激素会提高得乳腺癌的风险，所以美国正统的自然医学医师只会建议补充天然黄体素，也就是从动物身上取出的天然黄体素，然后制成口服形式或乳膏形态。我在美国诊所十多年来使用的是乳膏形态，外观和牙膏很像，每天晚上挤约一个黄豆大的乳膏，涂抹在手腕或脖子上，经皮肤吸收。有更年期症状困扰的女性使用一阵子后，不仅可大幅改善心悸、盗汗、潮热、紧张、失眠等问题，骨密度也可提升。

方法5 调整酸性体质

身体中的体液，血液只占 5%，其他 95% 为细胞内液和组织液，而酸性体质就是组织液偏酸。不论是血液、细胞内液还是组织液，只要偏酸（可能是酸性食物吃太多，也可能是酸性代谢物产生太多），身体就必须用碱性的矿物质中和它，不够时就会从骨骼中提取钙质，进而造成骨质流失，所以要改善骨质疏松，就必须少吃酸性食物、多吃碱性食物，并大量补充矿物质，见图 9-4。

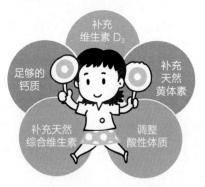

图 9-4 逆转骨质疏松的五种调理法

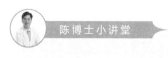

## 中医这样补钙

改善骨质疏松当然也可以用中药调理。在中医观点中，肾主骨，所以肾虚的人容易有骨质疏松问题，然而这个肾所指的并不只有肾脏，还包括肾上腺、脑垂体、下丘脑、生殖器官。根据体质的不同，弄清楚是肾阳虚还是肾阴虚，妥善开立补肾的中药方，再加补骨脂、杜仲、牛膝等强筋骨、壮腰肾的中药，就可以改善骨质疏松。

由于我在中国台湾和美国有多张医疗执照，诊疗患者时，常常会整合自然医学、中医、西医的方法，有不少患者曾经问我："到底是吃中药好，还是补充营养品比较好？"这个问题真是见仁见智，每个人情况不一样，其实两者都很好，甚至并用会更好。

以骨质疏松这个问题来说，补充钙片和维生素 $D_3$，是直接补充身体所需的原料；但如果是补中药，虽然里面没有钙、维生素 D，却有很多已知和未知的天然成分，可以活化体内的各种细胞，在既有的营养条件之下，发挥最大的效果。所以，我通常会先给予营养补充，如果成效不彰或是遇到瓶颈，再用中药来活化。

治病是一门艺术，可以千变万化，有很多层次，并没有一定的公式。逆转骨质疏松并不难，难在要洞悉每位患者的病因，然后根据不同的状况调整，达到我所说的"全方位的调理"。若能彻底执行，即使 70 岁也可以有一身好"骨"气，上山下海，样样都行。

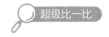 超级比一比

## 骨质疏松对策比较一览表

| | 一般医师 | 陈博士自然医学 |
|---|---|---|
| 数值观测 | ● 检测数值大于 –1：正常<br>● 检测数值介于 –1～–2.5：骨质流失<br>● 检测数值小于 –2.5：骨质疏松 | 和一般西医检测相同 |
| 治疗方式 | 认为35岁后骨质一旦流失就无法逆转，只能恶化 | 通过全方位调理，不管几岁都可逆转骨质疏松 |

## 第 10 章

# 明明有甲状腺功能低下症状，
# 甲状腺功能检查却正常？

## 一定要破解的两个甲状腺问题

问题1　明明有甲状腺功能低下症状，为什么甲状腺功能检查却正常？

　　25 岁的小敏，外表看起来正常，但免疫力极差，就算夏天也常感冒，而冬天更是她的梦魇。极度怕冷的她，只要一入冬，每天都得用毛衣和发热衣把自己包得紧紧的，此外还有指甲脆弱、发量稀疏、严重的经前症候群等一箩筐"小问题"。但是她每年的体检结果都相当正常，让她就算有心想调理身体，也不得其门而入。

　　年近 40 的美玲则是发现脖子上的甲状腺肿大，但到内分泌科门诊抽血验甲状腺功能，报告却一切正常，这让她很疑惑：自己真的没有甲状腺问题吗？

　　关于甲状腺功能，最常见的检验项目是 $T_3$ 与 $T_4$ 两种甲状腺激素；T 代表甲状腺，数字则代表其含碘的数量。在血液中流动的甲状腺激素有 90% 为 $T_4$，活性很低，几乎没有作用，但相当稳定，寿命约有 7 天；而剩下的 5% 是 $T_3$，是有活性的甲状腺激素，效力为 $T_4$ 的 3～8 倍，但是不稳定，寿命只有 1 天。

一般医师认为，$T_3$、$T_4$ 太多，就是甲亢，而 $T_3$、$T_4$ 太少，即为甲低，因此很多人一看到 $T_3$、$T_4$ 数值正常，就认为自己没有甲状腺问题。但事实绝非如此，因为 80% 甲低的患者，抽血检验 $T_3$、$T_4$ 都是正常的，甚至连 TSH 也是正常的；换句话说，甲状腺功能的检验结果只能作为参考。

### 肝脏的转换功能才是症结

为什么会这样？这得从甲状腺与 $T_3$、$T_4$ 之间的关系说起。甲状腺是位于脖子上、气管前方像盾甲的腺体，所以才称为"甲状"腺。甲状腺负责分泌甲状腺激素，然后借由血液运送到全身，调控新陈代谢，让人体能维持一定的体温与细胞能量。

为什么血液中大部分的甲状腺激素是没有活性的 $T_4$，而不是有活性的 $T_3$？这就是身体的奥秘之处：$T_3$ 虽然有活性，但如果只靠它来启动细胞，分泌一多代谢会迅速加快，分泌一少代谢马上会变慢，新陈代谢不稳定，对身体很不好。因此，聪明的身体分泌了 $T_4$ 来周游全身，等到有需要时，再酌量把 $T_4$ 转变成 $T_3$ 来发挥作用。

这就好像出国旅游要兑换外币一样。例如，我要到日本旅游，随身带了新台币 15 万元。我不确定这趟旅游要花费多少钱，就先将 5 万元新台币换成日元。等到这 5 万用完了，再拿少量新台币换日元。在这个比喻当中，新台币就是 $T_4$，是没有活性的；而日元就是有活性的 $T_3$，因为在日本必须以日元流通。

那么，如果身上的日元花光了，只剩下台币，却找不到银行兑换，要怎么办？这种窘境就是甲低最大的问题点，但大多数的医师和患者，却未能洞察这个道理。所以，我要把这个问题说清楚，希望有助于大家厘清症结：假使一个人的甲状腺功能正常，血液的 $T_4$ 浓度也正常，但肝脏无法把 $T_4$ 转成 $T_3$，那么，他的身体就会有甲低的症状。肝脏的转换功能，扮演了一个秘密的关键角色，只是目前还无法检测肝脏转换 $T_4$ 的效率。

至于 $T_4$ 为何无法在肝脏顺利转换成 $T_3$？这部分的作用机制尚不清楚，但自然医学认为与身体的毒素过多、西药干扰或是其他未知的因素有关。因为不能转换，而且也无法精确判断，所以许多人的 $T_3$、$T_4$，甚至 TSH 等检测都正常，但有高达 80% 的甲低患者未能被确诊，每天饱受症状之苦。尤其在台湾，有高达 70% 的人是中医所谓的寒性体质，比较怕冷，很可能和甲低有关，但抽血却验不出来异常。

总之，甲状腺激素的作用机制非常复杂，血液检验也很难反映出一个人到底有没有甲低症状。主流西医虽然研发出一系列的甲状腺相关检验项目，包括传统的 $T_3$、$T_4$、TSH，以及更先进的 $T_3U$、FTI、$FT_3$、$FT_4$、antiTPO、antiTBG、thyroglobulin、calcitonin、扫描放射线点等。即使检验详尽，还是很难一窥全貌。

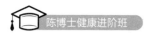
陈博士健康进阶班

## 从自然医学看甲状腺功能低下

很多人以为甲低是因为甲状腺素分泌不足所致，真的是这样吗？我们可以从足球比赛来思考这个问题：踢足球没有得分，是因为发球员没有把球发好吗？答案是不一定，因为队员要将球送进门，必须经历发球、传球、进门三个关卡，任何一个关卡失误了，都不能得分。

根据自然医学的专业知识，我归纳出甲低共有以下 3 个成因：

❶ 合成异常：甲状腺激素合成异常，导致甲状腺激素分泌不足，这是一般西医检测可发现的原因，但比例不高，只占总患者人口的 20%。

❷ 转换异常：甲状腺激素 $T_4$ 转换 $T_3$ 的过程异常，也就是 $T_4$ 无法顺利转换成 $T_3$，导致无法产生效用。

❸ 受体异常：细胞膜上接收甲状腺激素的受体敏感性低。受体敏感性低，会使甲状腺激素与细胞膜上受体结合后，细胞依旧无法发挥正常细胞接收到甲状腺素后该有的反应。

我们可用"访客按门铃"来比喻：当访客（甲状腺激素）来拜访时，会按门铃（受体）请主人来开门（细胞内部反应），但门铃（受体）坏了，无论访客（甲状腺激素）如何按门铃（受体），主人都不知道访客（甲状腺激素）到了，所以当然不会开门（细胞内部无反应）。

综合以上因素，我们可以了解，甲低有合成、转换、受体这三道关卡，只要其中一个出问题，新陈代谢就会低下。一般的抽血检查，只查 $T_3$、$T_4$、TSH 是不够的，因为这些数值只能检查到合成的关卡，难怪有 80% 的患者无法通过抽血确诊。至于"转换"和"受体"，据我所知，还没有方法可以得知。根据我的指导教授、美国最权威的营养医学专家盖比医师（Alan Gaby, MD）数十年的经验，目前诊断甲低，最准确的依据是临床症状，而不是抽血。

问题2 检验TSH，就能准确判断甲状腺功能异常？

一般在检查甲状腺功能时，通常会同时验 $T_3$、$T_4$ 和 TSH。TSH 是促甲状腺激素（thyroid stimulating hormone），由脑垂体分泌，目的是刺激甲状腺分泌甲状腺激素。另外，TRH 是促甲状腺激素释放激素（thyrotropin-releasing hormone），由下丘脑分泌，目的是命令下丘脑分泌 TRH。

身体的运作模式是一层管一层，像是皇帝管大臣、大臣管人民。当身体末梢检测到 $T_3$、$T_4$ 不足时，就会汇报给大脑，下丘脑就分泌 TRH，接着脑垂体就分泌 TSH，然后甲状腺就会分泌 $T_3$、$T_4$。身体是利用这种汇报系统，来保持激素平衡的，详见图 10-1。

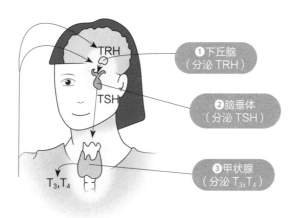

图 10-1　$T_3$、$T_4$、TSH、TRH 的运作环环相扣

　　根据医学教科书的说法，若是甲低，$T_3$、$T_4$ 数值会偏低，TSH 会偏高。但有经验的医师都知道，看 TSH 会比 $T_3$、$T_4$ 准确一些。不过事实上，TSH 和 TRH 的准确度与 $T_3$、$T_4$ 一样，都只能作为参考。临床上发现，很多甲低患者的 TSH 值正常，而没有升高，这是因为脑垂体疲乏了，无论甲状腺激素多低都无法再刺激脑垂体分泌 TSH 了。

# 不可不知的两个甲状腺功能新观念

观念1 甲状腺功能低下只能从症状判断

　　甲低是隐藏的大问题，但是依照现行的诊断方式，有 80% 的甲低患者是抽血验不出来的。很多人只知道自己怕冷，但不知道原因，还以为是自己身体虚、遗传或营养不够，殊不知这可能是甲低所引起。

现代医学诊断疾病的依据仍有不足之处，所以"身体不舒服，检验报告正常"的案例屡见不鲜。这十多年来，我遇过不少患者，他们的身体明明有问题，但因为检验报告正常，医师便坚持他们没病，甚至可能认定是患者的心理作用所致。我能体会这些人的真实感受，因为我也有类似经验：我27岁时心脏常会莫名疼痛，西医诊断我的心脏没问题，顶多只是成长痛。但当时我已经27岁，早已发育完毕，怎么会有成长痛？那次经验，让我对主流医学的疑惑又加深不少。多年之后，当我整合了自然医学、中医，以及我的老本行西医复健，才渐渐厘清许多问题的症结，包括那阵子心脏痛的原因也终于恍然大悟。我想请大家思考一件事：到底该相信身体的感觉，还是相信体检报告？

## "甲状腺功能低下"自我检测

回归到甲低的问题，一般人都知道眼凸、心悸、消瘦、多汗、颤抖、失眠等是甲亢的症状，却不知道甲低也有一系列症状，只要具备几项表10-1的症状，就可合理怀疑自己有甲低的问题。

表10-1　甲状腺功能低下的症状检测

| | |
|---|---|
| □怕冷、畏寒、体温较低、疲惫 | □免疫力低（易感冒、易受感染） |
| □稍微一冷就会不舒服，易手脚冰冷 | □思考变慢、反应迟缓、健忘 |
| □早上起来有点头痛，活动一下就好了 | □容易掉发、体毛较少 |
| □肠胃蠕动变慢，虽然有吃蔬菜、喝水、补充益生菌，但仍容易便秘 | |

| □体重上升 | □皮肤干燥、脱皮 | □掉发严重 |
|---|---|---|
| □指甲脆弱 | □伤口愈合慢 | □经前期综合征严重、月经量异常 |
| □脚踝水肿、有眼袋 | □不孕 | □性欲低（男性）、易流产（女性） |
| □季节性的忧郁症 | □胆固醇偏高 | □眉毛后三分之一无毛 |
| □表情冷淡 | □头晕、头痛 | □心跳变慢、变弱 |
| □肌腱反应变慢 | □舌头变大 | □注意力难集中 |

如果发现自己有甲低的症状，要如何进一步确诊？如前所述，甲低和一般疾病的诊断很不一样，抽血数值不能作为诊断依据。从我的自然医学训练来看，甲低要以"治疗"作为诊断，也就是说，如果发现有甲低的症状，就直接补充天然甲状腺素来治疗，一两个月以后若有改善，就可以确定有甲低。

我曾提过，贫血绝对不能以治疗当诊断，但是甲低却要以"治疗"作为诊断，再度证明了人体充满奥秘，医学真的很复杂。

**观念2 服用天然甲状腺素，以"治疗"作为诊断**

诊断甲低的黄金标准，就是以"治疗"作为诊断，也就是直接补充甲状腺素。从自然医学的立场，我建议补充天然甲状腺素。

### 补充甲状腺素，要选天然的

根据盖比医师数十年的临床经验发现，平均每 6 个甲低患者，只有 1 个适合使用人工甲状腺素，而其他 5 人使用人工甲状腺素会有副作用或不舒服感，换成天然甲状腺素后就会非常舒畅，且症状可获得大幅改善。

为何人工甲状腺素会让人感到不适且未必有效？据我分析，是因为人工甲状腺只含 $T_4$，然而很多甲低患者并非是甲状腺素 $T_4$ 不足，而是 $T_4$ 转换为 $T_3$ 的过程出了问题，对于此类患者，补充人工甲状腺素是没有效果的；此外，人工甲状腺素是纯化的单一成分，没有其他成分可以辅助和制衡，因此效果有限且副作用较多。

从自然医学的角度来看，天然药物比人工药物来得安全、副作用少。事实上，很多西药也是源自天然药物。我们从西方医学史上第一个甲低黏液水肿的案例，便能证实这一点。

46 岁的 S 女士因严重甲低产生黏液性水肿，随时都有死亡的可能，1891 年 2 月 12 日，英国医界决定为她注射天然的甲状腺素液（使用新鲜的绵羊甲状腺浸泡在甘油中制成），每周两次，每次 1.54 毫升。3 个月后，患者水肿消退，且所有的甲低症状皆获明显改善。这位女士的余生都使用天然甲状腺素，只是剂量调降，并改成口服，每月 6 次，直到 1919 年去世前都很健康。可见，西医在 100 多年前就是用天然甲状腺素来治疗患者，而且非常成功，没有副作用。天然甲状腺素是从猪、羊等动物身上的甲状腺萃取出的成分，其组成和人类的甲状腺素非常类似，而且是复方，里面有 $T_3$、$T_4$、碘等天然甲状腺素里面该有的物质。从自然医学角度来看，复方永远比纯化的药物更好。

临床上，轻微的甲低症状，会先让患者从低剂量 32.5 mg/d 开始补充，如果症状严重，可能直接给予 65 mg/d 或更高剂量。10 天之后，若患者状况无好转且无任何不适，补充剂量就会增加一倍；1 个月后若依然没有动静，就再加 30 mg/d 或一倍的量，直到症状改善；过程中若出现心悸等副作用，便会降低剂量或停止补充。

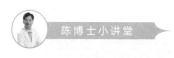

### 为什么大多数西医不采用天然甲状腺素？

主流西医认为天然甲状腺素中含有 $T_4$ 与 $T_3$，会让体内 $T_3$ 浓度大量增加造成副作用，且 $T_3$ 半衰期短，当 $T_3$ 消耗殆尽后，身体又会出现甲低的反应，使体内 $T_3$ 浓度忽高忽低。因此，他们多半建议使用人工甲状腺素，认为人工甲状腺素是补充 $T_4$，身体有需要时会自行转换为 $T_3$，但不建议直接补充 $T_3$，因为体内 $T_3$ 浓度过高会产生甲亢症状。

事实上，很多甲低是 $T_4$ 转换为 $T_3$ 的过程中出了问题，补充 $T_4$ 并没有效果；至于天然甲状腺素不只含有 $T_4$ 与 $T_3$，而是一种甲状腺的复方成分，各成分间会相互辅助和制衡，所以临床证实，使用天然甲状腺素不会有 $T_3$ 浓度不稳的问题，反而是使用人工甲状腺素，会产生更多副作用。

### 陈博士聊天室

### 藏在天然甲状腺素下的秘密

既然天然甲状腺素那么有效，为什么不太被医药界重视？主要原因在于：天然成分无法申请专利（只有人工合成药物才可以），利润不佳，比较不受药厂青睐。读者可能不知道，人工西药当中至少有 60% 是源自天然药物，经科学家研究纯化后，再改制成为人工合成药物。如此一来，药厂便能申请专利，独家垄断，价钱也会比天然药物贵上许多倍。

# 五个调理甲状腺机能的替代方案

我列出一些方法，读者可通过中药、营养素、饮食等方式来调理甲状腺机能，虽然和天然甲状腺素相比，效果略逊一筹，但仍然值得试试。

**方案1** 采用促进新陈代谢的中药

采用热性补药来加强新陈代谢，如：十全大补汤、肾气丸（桂附地黄丸）、右归丸、附子理中汤等，同时可搭配针灸和运动，加强药效。

**方案2** 额外补充营养素和矿物质

1. 有机综合维生素：首先是补充高品质的有机综合维生素。因为维生素 $B_1$、$B_2$、$B_3$ 可帮助线粒体产生能量，而许多生化反应需要矿物质作为辅酶，特别是 $T_4$ 转成 $T_3$ 时所需的营养素，如维生素 $B_{12}$、叶酸及矿物质锌、硒、铜、铁等。事实上，不止有甲低问题的人，我认为每个人都应额外补充综合维生素，因为全球农地过度耕种，许多蔬果所含的营养成分大幅下降，就算吃了很多蔬果，维生素与矿物质还是摄入不够，外食族就更不用说，不仅蔬果摄取不足，还吃下很多加工食物与食品添加剂。

2. 碘：甲状腺素中含碘，因此若体内缺碘，甲状腺素合成就会减少，造成甲低。想知道自己是否缺碘，有个简单的检测方式：将 2% 的优碘涂在手肘内侧，若在 48 小时内有消退迹象，代表缺碘，应特别补充。

3. 排毒配方：使用排毒配方，活化肝脏、排除毒素后，肝脏里面 $T_4$ 转 $T_3$ 更有效率，甲状腺功能可慢慢改善，各种激素的作用效果也会提升。

4. 酪氨酸：酪氨酸可帮助 $T_4$ 转成 $T_3$，可适度补充，详见表 10-2。

表 10-2  改善甲状腺功能低下，你需要这些营养素

| 营养素 | 说明 |
| --- | --- |
| 碘 | 补充 200～500 μg/d，碘是构成 $T_4$ 与 $T_3$ 的原料，碘不足时，身体便无法合成甲状腺素 |
| 维生素 B 族 | 使用超级排毒配方，可以补充维生素 B 族，也可协助身体排除毒素 |
| β - 胡萝卜素 | 10000～25000 IU/d，不过 β - 胡萝卜素为脂溶性维生素，补充时要注意用量 |
| 锌 | 15～30 mg/d，但同时也要补充铜，以免造成铜缺乏 |
| 镁 | 400～500 mg/d |
| 硒 | 200～250 μg/d |
| Ω-3 | 每天最少要摄入 2 克 |
| 酪氨酸 | 300～1000 mg/d |
| 铁 | 18 mg/d，很多甲低患者，因月经量大，易有缺铁问题 |

方案3 调整饮食

1. 多加热性佐料：如葱、姜、蒜、胡椒、肉桂等，不需要额外吃，只要加在平时的汤饭菜里即可；平时多喝粉姜茶也有帮助。

2. 补充富含蛋白质与碘的食物：如鱼、肉、海带、内脏、鸡蛋等，可帮助甲状腺素合成。

3. 减少摄取十字花科蔬菜、花生、松子、小米、水蜜桃、豌豆：这类食材与抗组胺药物、含硫药物一样，都会抑制甲状腺素生成。

4. 服用甲状腺素（无论天然或人工）时：要避免与碳酸钙、铁剂、黄豆制品一同服用，否则会干扰甲状腺素吸收，需间隔两个小时以上再补充。

方案4 勤运动、多晒太阳

每次运动 30 分钟，1 周 3 次以上，且运动时一定要晒太阳，可以通过运动增强细胞膜受体的敏感性，并加强血液循环，而且日照能让身体产生维生素 $D_3$、增加 $T_4$（冬天日照不足时，建议使用全光谱灯泡）。此外，建议多做有氧运动，如爬山、快走、慢跑，除了促进血液循环，还可刺激末梢的 $T_4$ 转成 $T_3$，加强局部的新陈代谢。

方案5 适度解压

甲状腺与肾上腺息息相关，因为压力会造成肾上腺皮质醇上升，使末梢循环下降并增加 $rT_3$ 生成，而 $rT_3$ 不但没有作用，还会对抗真正的 $T_3$，引起甲低。因此要注意解压，当压力下降时，肾上腺皮质醇和 $rT_3$ 也会跟着下降。

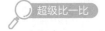 超级比一比

甲状腺功能低下对策比较一览表

|  | 一般医师 | 陈博士自然医学 |
|---|---|---|
| 判断依据 | 依 $T_3$、$T_4$ 和 TSH 等数值判定 | 因 80% 甲低的患者，抽血检查 $T_3$、$T_4$ 甚至 TSH 都呈现正常，主要依据甲低的症状进行判断，报告只作为参考 |
| 治疗方式 | 人工甲状腺素 | 天然甲状腺素 |

## 第 11 章

# 得了自体免疫性疾病，
# 终生都无法痊愈？

## 一定要破解的三个自体免疫性问题

问题1 自体免疫因子过高或呈阳性，就是得了自体免疫
性疾病？

"爬山？不行啊！我前阵子做体检，发现有系统性红斑狼疮，
所以不能晒太阳，以后这种户外活动，就别找我了。"25岁的王
小姐做了体检，发现抗核抗体（ANA）呈现阳性反应，才知道自
己是系统性红斑狼疮患者，从此不敢再参加户外活动，生怕病情
发作。

42岁的古先生是计算机工程师，每天都得长时间坐在电脑前
写程序，这两年来常觉得全身僵硬酸痛，没想到员工体检查出他
类风湿因子RF指数过高，他很担心自己罹患类风湿关节炎，有一
天会不良于行。

类风湿关节炎（RA）、系统性红斑狼疮（SLE）、僵直性脊柱
炎（AS），以及牛皮癣、胶原病、硬皮症、干燥综合征等病名，常

让人似懂非懂、望而生畏，而且好像都互不相干，其实它们都属于自体免疫性疾病。很多人在检查类风湿因子 RF、血清中的抗核抗体 ANA、血清抗原 HLA–B27 等自体免疫相关因子时，如果数值过高或呈阳性，就以为自己有自体免疫性疾病，事实上，这些检测只能作为参考，而不能作为确诊依据。

以类风湿关节炎来说，一般西医在检验时，一定会检测 RF 类风湿因子。所谓的 RF 类风湿因子，是一种在血液中流动的抗体，会与免疫球蛋白 IgG 上的 FC 段结合形成免疫复合物，对身体组织进行破坏。临床发现，类风湿关节炎患者有 80% 的 RF 类风湿因子会升高，因此，若发现 RF 类风湿因子升高，就可能有类风湿关节炎，不过并不是绝对的，因为还有 20% 的类风湿关节炎患者的 RF 类风湿因子是正常的。

此外，RF 类风湿因子也并非只在类风湿关节炎患者身上出现，像干燥综合征患者，也有 70% 的 RF 类风湿因子会升高，所以 RF 类风湿因子并不具有专一性。也就是说，检验发现 RF 类风湿因子升高，代表可能有类风湿性关节炎，但也可能是干燥综合征等其他疾病，甚至可能什么事都没有；其他如 ANA、HLA–B27 也是一样的情形。

总之，当检验发现这类因子的数值过高或呈阳性反应时，只能代表罹患自体免疫性疾病的风险较高，但不一定有自体免疫性疾病。因此不必太过紧张，应先了解是否有相关症状，并结合进一步的检验，才能确诊。

### 诊断，光凭检验报告还不够！

随着检验技术的发展，很多医师在诊断时，有时会过度依赖检验数据。我曾遇到过很多患者，只要皮肤红红的或有关节疼痛，医师就会开始帮他们做一系列自体免疫检查，若发现因子偏高，就立刻告诉他们患有自体免疫性疾病。但是，根据我在美国所受的医学训练，诊断一定要有足够的病理证据，不能只是看检验报告。人体结构非常复杂，不是一加一等于二这么简单，疾病的诊断之所以必须由人（医师）执行，而不是由机器执行，就是因为有许多复杂的因素要考量，只可惜现在有很多医师越来越依赖仪器，而不注重临床判断。举例来说，急性盲肠炎可以通过徒手检查和症状而精确诊断，但这类诊断技术已经快要失传，现在的医师几乎完全依赖超声波仪器，医学院甚至不再教授徒手检查技术。

记得我在美国学习医学诊断学时，教授曾说："无论是影像、血液还是其他任何检查，所有检验的数据都只是辅助医师做判断的工具，不能代替医师做诊断。"这句话，值得所有的医师与患者牢记在心。检验报告只能用作参考，诊断还是需要靠有经验的医师细心执行。

问题2 得了自体免疫性疾病，终生都无法痊愈？

目前的主流医学认为，自体免疫性疾病就是自己的免疫系统"错乱"，进而攻击自己的身体，导致局部关节、皮肤、黏膜受损的一种发炎疾病。如果把免疫系统比喻成一个国家的军队，它的任务就是抵抗并消灭外来侵犯者；自体免疫性疾病则是国家的军队误将国民当成外来者而发动攻击，伤害了自己人。目前西医还无法确定自体免疫性疾病的成因，治疗方法以抑制免疫系统为主，缺乏治本的治疗策略。因此，很多民众和医护人员都认为，若得了像系统性红斑狼疮这一类的自体免疫性疾病，根本无法完全治愈。

然而，我根据多年的临床经验发现，通过自然医学疗法，自体免疫性疾病可以得到很大的改善，甚至有不少的治愈案例。最主要的原因在于，自然医学真正认清了致病因素，并且能釜底抽薪。

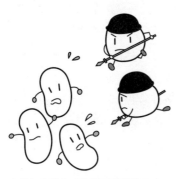

自体免疫性疾病就像是国家的军队，误将国民当成外来者而发动攻击，伤害了自己人

薪。我认为自体免疫并非自身的免疫系统错乱，而是过敏原或毒素卡在关节、皮肤、黏膜中，导致白细胞想要去清理毒素而产生发炎反应。所以，首先要查出过敏原与毒素，并且尽量避开，接着要搭配抗过敏饮食与营养品，以及使用各式排毒方法帮助身体排毒，就能慢慢恢复健康。

**问题3** 自体免疫性疾病患者，禁吃人参、黄芪等补品？

有人主张自体免疫性疾病就是免疫功能亢进，因此不可再吃人参、黄芪、紫锥花等可提升免疫力的天然草药，否则会让情况更加严重。这种说法不但在主流医学中颇为流行，在自然医学和中医界，也有不少人抱持相同的看法。但是根据我治疗自体免疫性疾病和过敏性疾病十余年的经验，我认为，这种说法在理论上似乎颇有根据，但在临床上并非如此。

一般人认为过敏和自体免疫是免疫功能亢进，而常感冒和患有癌症是免疫功能低下，所以常感冒就要增强免疫力，而过敏就要抑制免疫力。但我发现，过敏和感冒可以同时发生在同一个人身上，那么这个人到底是免疫功能亢进还是低下？我的答案是两者皆非。免疫系统非常错综复杂，不会是单纯的亢进或低下，免疫系统出问题，就是出现混乱的失衡现象，而很多天然药物，只要用得好，就可以抚平失衡的乱象。上述既感冒又过敏的患者，用紫锥花的效果会很好，如果他身体很虚，我也不忌讳使用人参或黄芪。中医古书上有一句话讲得很好，"有是证，用是药"，只要患者有体质或症状上的需要，我会大胆地使用人参、黄芪、紫锥花，不但不会让免疫功能亢进，甚至可以加速疗愈过程。

不过，治病也没有那么简单，还要注意很多细节和窍门。例如，从中医的角度来看，有过敏和自体免疫体质的人大多是虚的，但是，当症状发作时，例如气喘、花粉热、皮肤红疹正严重时，却有表热的证候，这时吃人参不但无效，有时还会使症状加剧。这时我建议用维生素 C 和抗过敏的天然草药，等到症状缓解，过了急性期后，就可以用人参或花旗参来补气，加速身体复原。

## 不可不知的三个自体免疫新观念

**新观念1** 环境中的过敏原和毒素，才是自体免疫性疾病的主因

前文提过，我从自然医学的角度来看，自体免疫性疾病大多是由过敏原与毒素所引起。所有的症状都是免疫系统想借由发炎来清除累积在局部组织中的过敏原与毒素，没什么大不了的。但是，因为患者没有避开过敏原与毒素，让它们不断从饮食或环境中进入体内，加上睡眠与循环等障碍，使得身体无法解决问题，导致长期发炎失控，最后甚至引起关节变形或器官衰竭。

因此，治疗自体免疫性疾病，首先，要检验过敏原，而且急性和慢性两种都要验，这部分稍后会有详细说明。其次，至于毒素，相信近来连环引爆的食品安全危机，已让许多人开始注意到潜藏在食物中的毒素。除了饮食之外，环境中的毒素也不可忽视，不仅是大环境中的各种空气和水源污染，连居家生活也可能含有许多恐怖毒素，例如新家具、新油漆、新衣服常含有甲醛等挥发性溶剂，会让免疫系统产生干扰、错乱，而诱发过敏、发炎、出血，甚至细胞突变。所以，不仅是有自体免疫性疾病的人必须避开环境中的过敏原与毒素，即使是健康的人，也绝不可忽略过敏原与毒素对身体的影响。

### 新观念2 比起测IgE，测IgG更能揪出潜在过敏原

检测过敏原，必须同时检验急性和慢性两种。"过敏"代表身体正在"发炎"，如果没有好好处理，就容易引起免疫系统攻打自己的局部结缔组织，演变成类风湿关节炎、系统性红斑狼疮、僵直性脊柱炎、干燥综合征等自体免疫性疾病。

值得一提的是，大部分初次来找我咨询的过敏或自体免疫性疾病患者，都曾做过过敏原检测，却没发现明显的过敏原，这是因为他们只做了 IgE 急性过敏原检测，而疏忽了更重要的 IgG 慢性过敏原检测。

事实上，免疫学中的过敏反应共分成四型（请见表 11-1），其中 IgE 主导的只是其中的 I 型，而 II 型和 III 型都是由 IgG 所主导，所以，怎能不检验 IgG 呢？从表 11-1 中可明显看出，自体免疫性疾病和 III 型的关系最为密切，如果只验 IgE，结果当然会有所偏离。

不管是过敏还是自体免疫性疾病患者，我通常建议两种过敏原检验都要做，倘若必须有所取舍，则应以 IgG 慢性过敏原为主，因为 IgE 急性过敏原在接触后就会立即发作，就算没做，大部分人也知道自己对什么过敏，但是慢性过敏原是在接触后几小时甚至一两天之后才会发作，症状不会太严重，一般人通常无法得知到底是什么过敏原所致，这无疑增加了检验的必要性。

从表 11-1 中我们也可看出，IgG 和 II 型与 III 型都有关，涵盖了急性和慢性过敏。如果长期接触慢性过敏原，免疫系统会派遣抑制性 T 细胞出来抑制过敏症状，使得过敏症状不明显，却会衍生一些看似和过敏无关的症状，例如青春痘、黑眼圈、肠躁症、中耳炎、常感冒、关节炎、慢性疲劳、头痛、情绪不稳、忧郁等，其实这些都可能是过敏所致，但如果不检验的话，很多人一辈子都不知道原来这些恼人的症状和慢性过敏原有关。

综合以上所述，IgG 过敏检测是过敏和自体免疫性疾病患者必做的检查，无一例外。

表 11-1　过敏反应有 4 大类型

| 种类 | 抗体细胞 | 病理机制 | 过敏原 | 过敏性疾病 | 反应时间 |
|---|---|---|---|---|---|
| I 型 | IgE | 肥大细胞脱颗粒释放炎症介质 | ·食物<br>·尘螨<br>·药物<br>·花粉 | ·食物过敏、过敏性鼻炎<br>·气喘、荨麻疹<br>·异位性皮肤炎、湿疹<br>·药物过敏、全身性休克 | 即刻 |
| II 型 | IgM<br>IgG | 抗体活化补体或 FcR+ 细胞（巨噬细胞或 NK 细胞）ADCC | ·药物<br>·他种血型<br>·他人器官 | ·药物过敏、慢性荨麻疹<br>·输血错误排斥反应<br>·器官移植排斥反应 | 即刻 |

| 种类 | 抗体细胞 | 病理机制 | 过敏原 | 过敏性疾病 | 反应时间 |
|---|---|---|---|---|---|
| III 型 | IgM IgG | 免疫复合物卡在皮肤、关节、肺泡中；活化补体 | · 食物<br>· 自体抗原<br>· 药物 | · 食物过敏、自体免疫（类风湿关节炎、系统性红斑狼疮）<br>· 血管炎、肾炎<br>· 关节炎、肺脏疾病<br>· 移植、血清疾病<br>· Arthus 反应、药物过敏 | 延迟 |
| IV 型 | T 细胞 | 过敏原引发细胞激素 Th2 →活化嗜酸性白细胞 | · 食物<br>· 小麦麸质<br>· 昆虫毒液<br>· 植物毒液<br>· 药物<br>· 镍<br>· 镉 | · 食物过敏、乳糜泻<br>· 接触性皮肤炎（Th1 →活化巨噬细胞）<br>· PPD 结核菌素反应（Th1 →活化巨噬细胞）<br>· 慢性过敏性鼻炎（Th2 →活化嗜酸性白细胞）<br>· 慢性气喘（Th2 →活化嗜酸性白细胞）<br>· 接触有毒常春藤（CTL）、药物过敏 | 延迟 |

新观念3 排毒配方+抗过敏营养品，有效治愈自体免疫性疾病

人体内的抗体，原本是针对外来的抗原（如病毒）或体内不正常的细胞（如肿瘤细胞）进行攻击与清除的，是保护身体的一种生理机制。然而，患有自体免疫性疾病时，免疫系统会产生抗体，

以对抗体内的正常组织，如此就会造成不正常的发炎反应，进而对身体造成伤害。一般西医的标准疗法是直接给予类固醇或免疫抑制剂，以抑制免疫系统，然而这样只能暂时消除症状，无法从根本上解决问题。

自然医学治疗自体免疫的方法，效果颇为显著，只要全方位调整，便能够逐渐摆脱自体免疫性疾病。

首先，必须找出致病的过敏原和毒素，避免继续刺激，以减轻身体的总负担。其次，使用排毒配方，帮助身体清除毒素（和过敏原）。

再次，搭配抗过敏的天然营养品，包括可以稳定肥大细胞、效果类似抗组胺的维生素C与天然黄酮（如玫瑰花瓣萃取物、槲黄素、柑橘类黄酮等），以及帮助细胞膜更稳定的好油 $\Omega$-3 等。倘若常有肠胃不适，则建议再补充益生菌。最后，在急性期过后，可搭配花旗参调节体质。有些患者需要更大剂量的抗氧化剂，此时我会建议用天然硫辛酸和抗氧化水。

近几年，我发现天然硫辛酸对于类风湿关节炎有不错的止痛效果，但剂量至少要每天 400 毫克。另外，自体免疫性疾病患者的肠胃功能和肾上腺功能常常明显不足，若是如此，就要进一步以自然医学的方式妥善调整。饮食方面也要特别注意，除了不要食用过敏食物之外，还要坚守"陈博士基本饮食"的原则。睡眠的质与量，更是要重视，因为人在睡眠时可修补受损组织。

若能面面俱到，大多数自体免疫性疾病患者都可逐渐恢复，若能持之以恒，有相当高比例的人可在两年内痊愈。

扫描回复"防癌"
获取防癌5要素

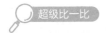 

## 自体免疫性疾病对策比较一览表

|  | 一般医师 | 陈博士自然医学 |
|---|---|---|
| 判断依据 | RF、ANA、HLA-B27 | 同西医 |
| 过敏原检测 | 只做 IgE 急性过敏原检测 | ● IgG 慢性过敏原检测为主<br>● IgE 慢性过敏原检测为辅 |
| 应对方式 | 类固醇、止痛药、免疫抑制剂 | ● 避开急、慢性过敏原<br>● 避开环境和饮食中的毒素<br>● 补充抗过敏营养品（维生素 C+ 天然黄酮、Ω-3 好油）<br>● 补充肠道益生菌、天然硫辛酸<br>● 多喝抗氧化水<br>● 调整肠胃与肾上腺功能<br>● 坚守"陈博士基本饮食"原则 |

第 12 章

# 肿瘤标志物异常，
# 就是长了肿瘤？

## 一定要破解的两个肿瘤标志物问题

问题1 肿瘤标志物异常，就是长了肿瘤？

"医生，我的胃癌指数那么高，怎么办？我会不会死啊？"40
多岁的李小姐，日前收到体检报告，其中肿瘤标志物 CA72-4 的
检验数值高于正常值，还用红字标注着"胃癌筛检""应尽快前往
医院检查"。她担心到吃不下、睡不好，也无法专心工作，短短两
个月就瘦了 3 公斤。这期间，她陆续到两家医院做了胃镜检查，结
果仅有轻微胃炎而已。虽然如此，她还是很担心，总觉得"如果
没问题，肿瘤标志物为什么会过高？会不会是医院没仔细检查？"。

肿瘤标志物虽然不是一般体检的常规项目，但因为恶性肿瘤
多年来始终位居十大死因中的首位，许多人都会特别增加这项检
查。体检中常见的肿瘤标志物有 AFP、CA125、CA15-3、CEA、
PSA 等，很多人一看到肿瘤标志物超出正常参考值就很紧张，以
为自己可能得癌症了！其实，不只是恶性肿瘤，当身体器官发炎

或出现良性肿瘤时，也可能导致肿瘤标志物指数上升。正因为造成肿瘤标志物指数异常的原因很多，它不具有专一性，所以只能作为参考，读者可不要被"肿瘤"这个名字给骗了。

肿瘤标志物只是一个初步筛检工具，它是指一个人身上有肿瘤（例如恶性肿瘤）时，可以通过血液检验发现的异常现象，其中包含癌细胞分泌的物质，以及身体正常细胞对肿瘤细胞产生的反应物质或代谢产物，例如癌细胞表面抗原、激素、特殊蛋白质、正常细胞既有的酵素等。不过，因为这些物质也可能是由正常细胞或良性肿瘤细胞所分泌的，身体健康或没患癌的慢病患者也可能会有，所以肿瘤标志物指数高并不代表有肿瘤或癌症。事实上，即使肿瘤标志物指数正常，也不代表一定没问题。临床上有些患者的肿瘤已到很严重的阶段，但是肿瘤标志物还是正常值。

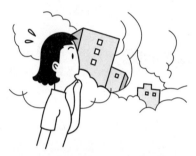

肿瘤标志物指数高，就像远方的天空冒烟，不一定是失火，也可能是农夫烧稻草。冒烟只是一个警报，提醒你要进一步做全面的检验

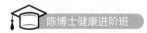 陈博士健康进阶班

**你应该认识的常见肿瘤标志物**

目前已知的肿瘤标志物有数百种之多，不过，有些是昙花一现，有些仅在实验室里被使用，实际使用的并不多，以下是常见的几种。

**❶ AFP**

正常参考值：<20 ng/ml

AFP（α-Fetoprotein，甲胎蛋白）是一种 α-1 球蛋白，是检查胎儿是否异常的筛检工具之一；而在肿瘤筛检方面，则常作为初步筛选肝癌与生殖细胞癌（卵巢癌、睾丸癌）的工具，当胃、食道、胰脏有肿瘤时，AFP 的数值也会上升。

**❷ CA125**

正常参考值：<35 U/ml

CA125（Cancer Antigen125，癌抗原 125）是一种高分子量糖蛋白，最早是作为检查卵巢癌的肿瘤标志物，后来发现当肺部、肝脏、胰脏有良性与恶性肿瘤时，都可能造成此指标上升。

**❸ CA15-3**

正常参考值：<35 U/ml

CA15-3（Cancer Antigen 15-3，癌抗原 15-3）也是一种高分子量糖蛋白，在乳腺癌患者的血液中被发现，主要作为检查乳腺癌的肿瘤标志物。大肠癌、胰腺癌、宫颈癌、肝癌或肝炎、肝硬化，卵巢或乳房疾病也可能导致 CA15-3 数值上升。

**❹ CA19-9**

正常参考值：<35 U/ml

CA19-9（Carbohydrate Antigen 19-9，糖链抗原 19-9）是一种黏蛋白，早期用来初步筛选大肠癌，但之后发现胰腺癌、胆管癌、肝癌、乳腺癌、肺癌等癌症，甚至良性肿瘤和某些疾病（如梗阻性黄疸、肝衰竭、胆结石、糖尿病、肺病、子宫内膜炎）也会使 CA19-9 大量分泌。

**❺ CA27-29**

正常参考值：<40 U/ml

CA27-29（Cancer Antigen 27-29, 癌抗原 27-29）跟 CA15-3 一样可应用在乳腺癌的初步筛选与追踪上，但没有专一性。

**❻ CEA**

正常参考值：<5 ng/ml

CEA（Carcinoembryonic Antigen，胚癌抗原）是一种从胎儿及结

肠癌组织中发现的糖蛋白，正常在胚胎中由肠道、胰脏、肝脏所分泌，所以在许多种肿瘤出现时都会升高，如胃肠道癌症、宫颈癌、肺癌、泌尿道癌等；不过它不是癌症的专利，如慢性气管炎、胰腺炎、梗阻性黄疸及酒精性肝硬化等疾病，也可能导致 CEA 上升。

**❼ PSA**

正常参考值：<5 ng/ml

PSA（Prostate Specific Antigen，前列腺特异性抗原）存在于前列腺，是一种由前列腺所分泌的糖蛋白，也是精液的主要成分。当前列腺异常时，PSA 也可能出现异常，所以常作为初步筛选前列腺肿瘤的工具，必要时可以再细看游离 PSA。不过，当子宫内膜、肝脏、肺部发生病变时，PSA 的指数也会上升。

**问题2 肿瘤标志物指数可以用来诊断癌症吗？**

既然肿瘤标志物指数高并不代表有肿瘤或癌症，那么肿瘤指标当然无法作为癌症的判定依据。说到这里，很多人一定会想，那为什么还要做这项检查？其实，肿瘤指标还是有它存在的必要的，但不是用来做诊断，而是用来做疾病的初步筛选与追踪，这一点我会在下一节详细说明。

那么，癌症要通过什么检测才能判定？答案是"组织切片检查"，切片是医学上诊断癌症的黄金标准。一般来说，组织切片检查可以手术切片或以粗针穿刺，取检体然后通过显微镜观察，因为癌细胞的外形和一般细胞不同，所以用显微镜观察，癌细胞立刻无所遁形，而且要确定是什么癌症、第几期等，都可通过组织切片看出来。

不过，有些部位因为无法做切片（例如大脑），这时可能要以肿瘤指标来辅助诊断，同时搭配进一步的脑血管造影、核磁共振等检查，才能确诊。

# 不可不知的两个肿瘤标志物检测新观念

**新观念1** 肿瘤标志物不能只看数值，还要看上升速度

前文提到肿瘤标志物并不是用来做诊断的，而是作为疾病的初步筛检与追踪，当发现数值过高或上升速度过快时，就该进一步做其他相关检验。以 PSA 前列腺肿瘤标志物为例，一般西医认为 PSA 的"正常值"为 4 ng/ml，A 君、B 君、C 君三个人的 PSA 检验结果都是 16 ng/ml，其中 A 君为第 1 次检测，过高的指数代表他可能有前列腺肿瘤，也可能是肝脏、肺部等其他部位发生病变，但也可能没事，必须进一步检查才能确定；至于 B 君，他十多年来每年检验都是 16ng/ml 左右，虽然超标但一直很稳定，所以应该没什么问题；而 C 君 1 年前的检验值为 3 ng/ml，半年前上升至 9 ng/ml，最新检查结果为 16 ng/ml，这就是拉警报了！很可能是他体内的癌细胞长得太快了，需赶紧彻底检查。

 陈博士小讲堂

## 判断前列腺肿瘤，不要光看 PSA

前列腺是男性很重要的器官，50 岁的男性至少 50% 有前列腺问题，年纪越大，有问题的概率越高，到了 80 岁，就高达 80% 以上。若要初步判断前列腺是良性增生还是恶性增生，除了上述提到的 PSA，以"游离 PSA 与 PSA 的比值"来筛选会更为精准。一般来说，游离 PSA/PSA > 25%，大部分为良性前列详见表 12-1。不过，这种判断方式虽然比单看 PSA 精准，但

也不是绝对正确。我还是要再强调一次：肿瘤标志物指标只能作为参考，不可作为确诊依据。

表 12-1　游离 PSA 与 PSA 的比值

| 游离 PSA/PSA | 代表意义 |
|---|---|
| ＞-1 | 正常 |
| ＞25% | 良性前列腺增生 |
| ＜10% | 恶性前列腺肿瘤 |

新观念2　确诊患癌，肿瘤标志物是很好的追踪工具

如果已确定诊断出患癌，我认为肿瘤标志物是很好的追踪工具，在治疗时可每 3 个月测 1 次，以了解治疗效果。根据我在美国行医的经验，癌症患者治疗成效的好坏，可用主观和客观两种方式判断。主观就是患者的精神和体能状态，因为身体变好变坏，患者自己最有感觉。曾经有个癌症患者，刚来找我治疗时，体力差到连弯腰系鞋带都觉得困难，等治疗到某个阶段时，精神和体力都大有进步，不仅可以和朋友相约爬山，气色很好，活动量大，甚至还问我可不可以回去上班，这就代表治疗是有效的、患者的状态是有改善的。至于客观的判断方式，就是靠肿瘤标志物，因为它很方便，只要抽血就可检测，不像放射线会对身体造成伤害。当指数下降，就代表患者的治疗有效；如果指数大幅上升，则表示患者的状况正在恶化，治疗效果不明显，需考虑改变治疗计划。

# 常用临床实验室检查项目一览表

注意：各项检验值的正常范围仅供参考，因为不同的仪器、检验方法、检验单位，
皆会产生不同的标准值。所有检验项目若未特别注明，则以成人血清为准。

| 检查项目 | 中文 | 美国单位（中国台湾适用） | 转换倍数 | 国际单位 |
| --- | --- | --- | --- | --- |
| 25-hydroxycholecalciferol (vitamin D) | 维生素 D | 30～100 ng/mL | 0.4 | 12～40nmol/L |
| Albumin | 白蛋白 | 3.5～5.0 g/dL | 10 | 35～50 g/L |
| Alpha fetoprotein (AFP) | 甲胎蛋白 | <44 μg/L | 1 | <44 μg/L |
| Amylase | 淀粉酶 | 25～125 U/L | 1 | 25～125 UI/L |
| Bicarbonate (HCO₃- ) | 碳酸氢盐 | 110～140 mg/dL | 0.164 | 18～23 mmol/L |
| Direct bilirubin – Neonates | 直接胆红素 – 新生儿 | 0～0.6 mg/dL | 17.1 | 0～10 μmol/L |
| Adults | 成人 | 0～0.3 mg/dL | 17.1 | 0～5 μmol/L |
| Total bilirubin – Neonates | 总胆红素 – 新生儿 | 1.0～10.5 mg/dL | 17.1 | 1.7～180 μmol/L |
| Adults | 成人 | 0.2～1.3 mg/dL | 17.1 | 3～22 μmol/L |
| Bleeding time (Ivy) | 出血时间 | < 5 min | 1 | < 5 min |
| Calcium (serum) | 钙（血清） | 8.4～10.6 mg/dL | 0.25 | 2.10～2.50 mmol/L |
| Calcium (urine) | 钙（尿液） | < 250 mg/24h | 0.25 | < 6.2 mmol/d |
| Chloride (serum) | 氯（血清） | 96～106 mEq/L | 1 | 96～106 mmol/L |
| Chloride (urine)-Infants | 氯（尿液）婴儿 | 2～10 mEq/24h | 1 | 2～10 mmol/d |
| Children | 儿童 | 14～50 mEq/24h | 1 | 14～50 mmol/d |
| Adults | 成人 | 110～250 mEq/24h | 1 | 110～250 mmol/d |
| Total cholesterol | 总胆固醇 | < 200 mg/dL | 0.02586 | < 5.2 mmol/L |
| Cortisol (plasma) 8 AM | 肾上腺皮质醇（血浆）上午 8 时 | 6～23 μg/dL | 27.59 | 170～635 nmol/L |
| 4 PM | 下午 4 时 | 3～15 μg/dL | 27.59 | 82～413 nmol/L |
| Creatinine (serum) | 肌酸酐（血清） | 0.6～1.2 mg/dL | 88.4 | 50～110 μmol/L |
| Creatinine (urine) – Males | 肌酸酐（尿液）男 | 1.0～2.0 g/24h | 88.4 | 8.8～17.6 mmol/d |
| Females | 女 | 0.8～1.8 g/24h | 88.4 | 7.0～15.8 mmol/d |

| 检查项目 | 中文 | 美国单位（中国台湾适用） | 转换倍数 | 国际单位 |
|---|---|---|---|---|
| Creatine kinase (CK,CPK)- Males | 肌酸激酶 - 男 | 20～215 U/L | 1 | 20～215 IU/L |
| Females | 女 | 20～160 U/L | 1 | 20～160 IU/L |
| C-reactive protein (CRP) | C反应球蛋白 | 0～5mg/L | 40 | 0～200 nmol/L |
| Erythrocytes (RBCs) - Children | 红细胞数 - 儿童 | 4.5～5.1 million/μL | 1 | 4.5～5.1 x $10^{12}$/L |
| Males | 男 | 4.6～6.2 million/μL | 1 | 4.6～6.2 x $10^{12}$/L |
| Females | 女 | 4.2～5.4 million/μL | 1 | 4.2～5.4 x $10^{12}$/L |
| Erythrocyte sedimentation rate (ESR) | 红细胞沉降速率 | 0～15 mm/h | 1 | 0～15 mm/h |
| Ferritin | 铁蛋白 | 20～200 ng/mL | 1 | 20～200 μg/L |
| Follicle-stimulating hormone (FSH) (plasma) | 卵泡刺素（血浆） | | | |
| Males | 男 | 1～8 IU/L | 1 | 1～8 IU/L |
| Females - follicular phase | 女 - 滤泡期 | 1～11 IU/L | 1 | 1～11 IU/L |
| luteal phase | 黄体期 | 1～11 IU/L | 1 | 1～11 IU/L |
| ovulation | 排卵期 | 6～26 IU/L | 1 | 6～26 IU/L |
| postmenopausal | 更年期后 | 30～118 IU/L | 1 | 30～118 IU/L |
| Gamma glutamyl transpeptidase (GGT) | γ-谷氨酰转肽酶 | 0～51 U/L | 1 | 0～51 U/L |
| Globulins | 球蛋白 | 23～35 g/L | 1 | 23～35 g/L |
| Glucose (fasting) (plasma or serum) | 血糖（空腹）（血浆或血清） | 60～100 mg/dL | 0.05551 | 3.3～5.6 mmol/L |
| Glycosylated hemoglobin (HbA1c) | 糖化血红蛋白 | 3.6%～5.0% | | 3.6%～5.0% |
| Growth hormone (hGH) (fasting) | 生长激素（空腹） | 0～10 ng/mL | | 0～10 μg/L |
| Hematocrit - Neonates | 红细胞比容 - 新生儿 | 49%～54% | 0.01 | 0.49%～0.54% |
| Children | 儿童 | 35%～49% | 0.01 | 0.35%～0.49% |
| Males | 男 | 40%～54% | 0.01 | 0.40%～0.54% |
| Females | 女 | 37%～47% | 0.01 | 0.37%～0.47% |
| Hemoglobin (Hb) - Neonates | 血红素 - 新生儿 | 16.5～19.5 g/dL | 10 | 165～195 g/L |
| Children | 儿童 | 11.2～16.5 g/dL | 10 | 112～165 g/L |
| Males | 男 | 14.0～18.0 g/dL | 10 | 140～180 g/L |
| Females | 女 | 12.0～16.0 g/dL | 10 | 120～160 g/L |
| INR | 凝血时间国际标准化比值 | 0.9～1.1 | 1 | 0.9～1.1 |
| Iron - Males | 铁 - 男 | 75～175 μg/dL | 0.179 | 13～31 μmol/L |
| Females | 女 | 28～162 μg/dL | 0.179 | 5～29 μmol/L |
| Iron binding capacity(TIBC) | 总铁结合力 | 250～410 μg/dL | 0.179 | 45～73 μmol/L |
| Lactate dehydrogenase (LDH) | 乳酸脱氢酶 | 50～150 U/L | 0.008 | 0.4～1.7 μmol/L |
| Leukocytes (WBC), total | 白细胞总数 | 3500～9000/μL | 0.001 | 3.5～9.0 x$10^9$/L |

| 检查项目 | 中文 | 美国单位（中国台湾适用） | 转换倍数 | 国际单位 |
|---|---|---|---|---|
| Differential: Neutrophils | 中性白细胞 | 2000～8000/μL 或 45%～73% | 0.001 | 2.0～8.0 x10⁹/L 或 0.45～0.73 |
| Lymphocytes | 淋巴细胞 | 1600～3300/μL 或 20%～40% | 0.001 | 1.6～3.3 x10⁹/L 或 0.2～0.4 |
| Monocytes | 单核细胞 | 300～500/μL 或 3%～7% | 0.001 | 0.3～0.5 x10⁹/L 或 0.03～0.07 |
| Eosinophils | 嗜酸性白细胞 | 40～440/μL 或 0～4% | 0.001 | 0.04～0.44 x10⁹/L 或 0～0.04 |
| Basophils | 嗜碱性白细胞 | 40～900/μL 或 0～1% | 0.001 | 0.04～0.9 x10⁹/L 或 0～0.01 |
| Luteinizing hormone (LH) | 黄体生成激素 | | | |
| Males | 男 | 1～9 IU/L | 1 | 1～9 IU/L |
| Females - follicular | 女 - 滤泡期 | 2～10 IU/L | 1 | 2～10 IU/L |
| mid-cycle | 中期 | 15～65 IU/L | 1 | 15～65 IU/L |
| luteal | 黄体期 | 1～12 IU/L | 1 | 1～12 IU/L |
| postmenopausal | 更年期后 | 15～60 IU/L | 1 | 15～60 IU/L |
| Magnesium (serum) | 镁（血清） | 1.3～2.1 mg/dL | 0.411 | 0.65～1.05 mmol/L |
| Magnesium (urine) | 镁（尿液） | 6.0～8.5 mEq/24h | 0.411 | 3.0～4.3 mmol/d |
| Mean corpuscular volume (MCV) | 平均红细胞体积 | 76～100 fL | 1 | 76～100 fL |
| Osmolality (serum) | 渗透压（血清） | 285～295 mOsm/kg | 1 | 285～295 mmol/kg |
| Osmolality (urine) | 渗透压（尿液） | 38～1400 mOsm/kg | 1 | 38～1400 mmol/kg |
| Oxygen (arterial saturation) | 动脉血氧饱和度 | 94%～99% | 1 | 94%～99% |
| PaCO2(arterial blood gas) | 动脉血二氧化碳分压 | 35～45 mmHg | 0.1333 | 4.7～6.0kPa |
| PaO2(arterial blood gas) | 动脉血氧分压 | 75～100 mmHg | 0.1333 | 11～13kPa |
| Partial thromboplastin time (PTT) | 部分凝血激酶时间 | 22～37 sec | 1 | 22～37 sec |
| pH | 酸碱值（动脉血） | 7.35～7.45 | 1 | 7.35～7.45 |
| Phosphatase, alkaline(ALP) | 碱性磷酸酶 | 40～160 U/L | 1 | 40～160 IU/L |
| Phosphate - Adults | 磷酸 - 成人 | 3.0～4.5 mg/dL | 0.333 | 1.0～1.5 mmol/L |
| Children | 儿童 | 4.0～7.0 mg/dL | 0.333 | 1.3～2.3 mmol/L |
| Platelet count | 血小板数 | 150～400x103/μL | 1 | 150～400 x109/L |
| Potassium (serum) - Neonates | 钾（血清）-新生儿 | 3.7～5.9 mEq/L | 1 | 3.7～5.9 mmol/L |
| Infants | 婴儿 | 4.1～5.3 mEq/L | 1 | 4.1～5.3 mmol/L |
| Children | 儿童 | 3.4～4.7 mEq/L | 1 | 3.4～4.7 mmol/L |
| Adults | 成人 | 3.5～5.1 mEq/L | 1 | 3.5～5.1 mmol/L |
| Potassium (urine) | 钾（尿液） | 25～125 mEq/24h | 1 | 25～125 mmol/d |
| Progesterone - Males | 黄体素 - 男 | 0.0～0.4 ng/mL | 3.18 | 0.0～1.3 nmol/L |
| Females-follicular | 女 - 滤泡期 | 0.1～1.5 ng/mL | 3.18 | 0.3～4.8 nmol/L |
| luteal | 黄体期 | 2.5～28.0 ng/mL | 3.18 | 8.0～89.0 nmol/L |

| 检查项目 | 中文 | 美国单位（中国台湾适用） | 转换倍数 | 国际单位 |
|---|---|---|---|---|
| Prolactin - Males | 催乳素 - 男 | 1～20 ng/mL | 1 | 1～20 μg/L |
| Females | 女 | 1～25 ng/mL | 1 | 1～25 μg/L |
| Prostate specific antigen (PSA) | 前列腺特异性抗原 | 0～4.0 ng/mL | 1 | 0～4.0 μg/L |
| Protein (serum), total | 蛋白（血清）-总数 | 6.0～8.0 g/dL | 10 | 60～80 g/L |
| Protein (urine) | 蛋白（尿液） | <150 mg/24h | 1 | <150 mg/d |
| Prothrombin time (PT) | 凝血酶原时间 | 9～12 sec. | 1 | 9～12 sec. |
| RBC distribution width (RDW) | 红细胞分布宽度 | 11.5%～14.5% | 1 | 11.5%～14.5% |
| Reticulocytes | 网状细胞数 | 25,000～75,000/mL | 0.001 | 25～75 x109 /L |
| Rheumatoid Factor (RF) | 类风湿因子 | 20～30U/mL | 1 | 20～30U/mL |
| Sodium (serum or plasma) | 钠（血清或血浆） | 135～145 mEq/L | 1 | 135～145 mmol/L |
| Sodium (urine) | 钠（尿液） | 40～220 mEq/24h | 1 | 40～220 mmol/d |
| Specific gravity (urine) | 比重（尿液） | 1.003～1.030 | 1 | 1.003～1.030 |
| Testosterone - Males | 睾酮 - 男 | 275～875 ng/dL | 0.0347 | 9.5～30 nmol/L |
| Females | 女 | 23～75 ng/dL | 0.0347 | 0.8～2.6 nmol/L |
| Pregnant females | 孕妇 | 38～190 ng/dL | 0.0347 | 1.3～6.6 nmol/L |
| Thrombin time (plasma) | 凝血酶时间（血浆） | < 17 sec | 1 | < 17 sec |
| Thyroid-stimulating hormone (TSH) | 促甲状腺激素 | 0.4～4.8 mU/L | 1 | 0.4～4.8 mU/L |
| Thyroxine ($T_4$) | 甲状腺素 | 4～11 μg/dL | 12.87 | 60～140 nmol/L |
| Thyroxine, free ($FT_4$) | 游离甲状腺素 | 1.0～2.1 ng/dL | 12.87 | 13～27 pmol/L |
| Thyroxine-binding globulin (TBG) | 甲状腺素结合蛋白 | 12～30 mg/L | 1 | 12～30 mg/L |
| Transaminase - AST (sGOT) | 天冬氨酸转移酶 | 7～40 mU/mL | 1 | 7～40 IU/L |
| ALT (sGPT) | 丙氨酸转移酶 | 5～35 mU/mL | 1 | 5～35 IU/L |
| Triiodothyronine ($T_3$) | 三碘甲状腺原氨酸 | 75～175 ng/dL | 0.01536 | 1.1～2.7 mmol/L |
| Triiodothyronine, free ($FT_3$) | 游离三碘甲状腺原氨酸 | 0.2～0.5 ng/dL | 0.01536 | 3.1～7.7 pmol/L |
| Triglycerides | 甘油三酯 | 40～150 mg/dL | 0.01 | 0.40～1.50 mmol/L |
| Troponin I (TnI) | 肌钙蛋白I | 0～0.04 ng/mL | 1 | 0.00～0.04 mg/mL |
| Urea (plasma or serum) | 尿素（血浆或血清） | 24～49 ng/dL | 0.167 | 4.0～8.2 mmol/L |
| Urea nitrogen (BUN) (plasma or serum) | 尿素氮（血浆或血清） | 22～46 mg/dL | 0.357 | 8.0～16.4 mmol/L |
| Uric acid (serum) | 尿酸（血清） | 2.0～7.0 mg/dL | 59.48 | 120～420 μmol/L |

# 陈博士饮食基本原则

以下 15 点是我多年来不断推广的正确饮食基本原则，适用于任何体检异常和各类疾病患者。想要健康，先做好这 15 点，身体就好了一半，其余再用针对性的特殊疗法来加强，80% 以上的慢病就可慢慢恢复正常。简单说，这个原则是追求健康的基本条件，是每一个患者都要遵守的原则。

### Tip1 少吃加工食品

想要避免摄入食品添加剂，尽量选择食用保持天然原貌的食物，也就是不吃加工食物，除非你自己做，或是你亲眼看到这些加工食物的制作全过程。无论是合法的人工食品添加剂还是非法的，对健康都不利。

### Tip2 多吃有机食物

尽量多吃有机食物，若嫌有机认证食物不好买，可挑选信得过的菜贩，到菜园参观，看有没有农药和化肥的踪迹。若嫌有机蔬菜贵，则可自己种。有院子的人，可把草皮或花圃改成菜园，院子若不够大，可设计立体菜园。没有院子的人，则可拿掉公寓前后阳台护栏花架上的花盆，改种有机蔬菜。若院子、阳台都没有的话，那就只好在客厅里种菜，采用鱼菜共生的方法，若善用空间，可拥有相当充裕的蔬菜供应量。

## Tip3 遵循食物四分法

食物四分法就是将每一餐的食物分成蔬菜、水果、蛋白质、淀粉四等分。这是任何疾病患者及任何健康的人都要遵守的基本饮食比例，非常重要，每一餐都要严格执行。

## Tip4 多吃好油、少吃坏油

我从 2006 年开始呼吁，市面上 95% 都是坏油，食品安全问题不断被曝光，证实坏油、假油充斥的严重性，事件落幕不代表问题已杜绝。好油就是未精制、未氧化、未氢化、未发霉、未污染、未回收的天然油。纯正冷压苦茶油、橄榄油、椰子油、亚麻籽油、鱼油是我常用的好油。

## Tip5 每周外食不超过两次

外食充满"地雷"，能做出健康料理的餐厅实在是凤毛麟角。为了健康，尽量减少外食。

## Tip6 以有机水果当解药

外食中的油几乎都是坏油，吃到任何煎炒炸的食物，包括炒菜，要尽快吃下抗氧化剂当作解药，例如维生素 C、维生素 E、天然黄酮等。吃完半片炸排骨大约要吃下 3 克的维生素 C，吃越多坏油，就要依比例吃越多解药。如果发觉食物不新鲜，要马上吃下益生菌或足量的胃酸胶囊当解药。若吃到味精，可用几粒超级排毒配方、天然维生素 B 族、一大杯有机蔬果汁或两大颗有机水果当解药。

## Tip7 烹饪以水煮或清蒸为原则

不吃煎炸食物。低温烹饪，以水煮或清蒸为原则。

## Tip8 每天喝现榨蔬果汁

每天喝适量现榨蔬果汁，超过 1000 毫升时要滤掉纤维。

## Tip9 餐前饥饿感

不饿不吃，宁愿跳过，下一餐再吃。

## Tip10 睡前空腹感

不吃夜宵，而且睡前三小时不吃东西，因为吃夜宵除了会浅眠多梦、腰腹肥胖之外，还会影响肠胃功能，衍生疾病。

## Tip11 吃八分饱

在肠胃功能最佳化的前提之下，正常人每餐吃七八分饱即可，若要减肥，则吃五六分饱。若要增重，则吃十分饱。注意，若要增重，记得同时要做力量训练，这样增加的才是肌肉而非肥肉，也才能塑形。也要注意，摄入精制淀粉比例越高，腰腹部的肥肉长得越多。

**Tip12** 保持肠胃健康

肠胃功能若不佳，食物中的营养素就不能被完全吸收，甚至营养保健品或天然药物中的成分也不能被吸收，吃了也会排掉，等于没吃，身体就缺乏自我修复的原料，难以保持健康，会提早衰老或生病。人的年纪越大，肠胃功能越弱，人衰老的速度就越快，从而形成恶性循环。

**Tip13** 少吃过敏原食物

80%的现代人都慢性食物过敏，虽然不一定有过敏症状，但若持续吃过敏原食物，则会干扰身体运作，使体检异常或相关疾病不容易自行修复。

**Tip14** 补充天然综合维生素

不要吃人工综合维生素，多吃天然维生素，有机认证的天然综合维生素效果最好，但市面上极少，以人工合成的居多。

**Tip15** 每天喝2000毫升抗氧化水

不喝含糖饮料、市售果汁、咖啡。偶尔喝南非国宝茶或有机冷泡茶。不建议喝热茶的原因是其中所含咖啡因和单宁酸较多。

　　这套书由美国自然医学医师、营养医学领域开创者陈俊旭博士所著，涵盖了治疗过敏、发炎、解读体检报告、修复线粒体和践行低糖生酮饮食等多个健康领域。书中不仅深度剖析了这些健康问题的成因与危害，更提供了科学实用的解决方法和建议。

　　陈博士精通中西医和自然医学，拥有极丰富的临床经验，为读者带来了全新的健康理念和生活方式。无论你想摆脱过敏困扰，还是改善慢性发炎、逆转慢性病，亦或是解读体检报告、科学减重，这套书都能为你提供有力的帮助。

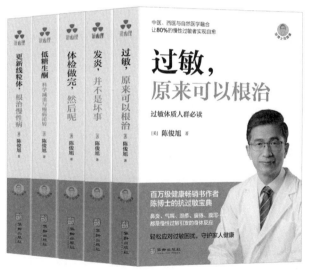

扫码购买

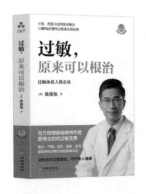

### 一到春季就过敏，如何防护和治疗？

24 个陈博士小讲堂 +20 个陈博士防敏绝招，教你用对方法阻断过敏，轻松应对过敏困扰，守护家人健康。

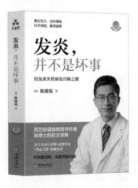

### 身体发炎怎么办？如何有效管理和治疗？

1 个抗发炎概略图 +1 个慢性发炎指数调查表 +26 个抗炎小妙招，教你不依赖药物，也能抑制炎症。

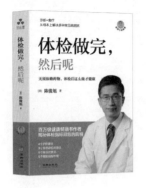

### 体检报告怎么解读？因长期打针吃药而疲惫不堪？

4 个护肝要点 +5 个骨质疏松调理法 +6 个降压饮食法 +8 个降胆固醇妙招，让你无须依赖药物，从此告别健康困扰，拥抱美好生活。